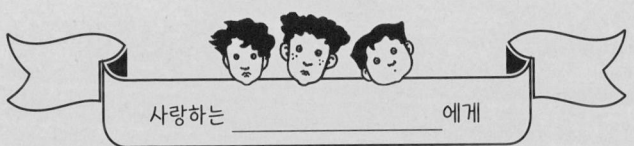

사랑하는 _____ 에게

소년들을 위한
내 몸 안내서

The Ultimate Puberty Books for Boys Growing Up Great! by Scott Todnem

Text ⓒ 2019 by Callisto Media Inc.
All rights reserved.
First published in English by Rockridge Press, a Callisto Media Inc imprint

Korean translation copyright ⓒ 2020 Humanist Publishing Group Inc.
This Korean translation is published by arrangement with Callisto Media Inc. through Greenbook Literary Agency.

이 책의 한국어판 저작권과 판권은 그린북저작권에이전시 영미권을 통한 저작권자와의 독점 계약으로 ㈜휴머니스트 출판그룹에 있습니다. 저작권법에 의해 한국 내에서 보호를 받는 저작물이므로 무단 전재와 무단 복제, 전송, 배포 등을 금합니다.

소년들을 위한 내 몸 안내서

Growing Up Great!
by Scott Todnem

스콧 토드넘 지음
김정은 옮김

나의 아이들과 가족에게,
훌륭하게 성장하기 위한 항해의 여정에서
선장으로서 나를 신뢰하고 따라준
모든 학생에게 이 책을 바칩니다.

머리말

삶을 항해하는 건 어려운 일이야. 가라앉지 않으려면 친구와 가족, 학교와 네 건강 상태 등 파도처럼 몰아치는 책임에 맞서야 할 거야. 너는 네 배의 선장이거든. 미지의 세상에서 너만의 길을 잘 찾아갈 수 있을지 궁금할 거야. 삶의 우선순위는 마치 바다의 조류처럼 너를 각기 다른 방향으로 잡아당길 수 있어. 어떨 땐 재미있고, 또 어떨 땐 훨씬 도전적이겠지. 너는 지금 배의 키▶를 잡고 있는 거야. 학업과 취미는 물론, 집안일에서 사회생활에 이르기까지 모든 일을 조정해야 해. 사춘기의 숨 막히는 신체적·정서적 폭풍이 곧 들이닥칠 거야.

  좋아, 흥분하진 말자. 삶이란 영화 예고편이 아니거든. "변화하는 세계에서 한 소년은 사춘기의 파도를 타고 청소년기의 바다를 가로질러… 어른이 된다"라고 저음으로 사춘기를 설명하는 내레이터는 없어. 있다면 이상하겠지? 실제가 더 멋질지도 몰라. 어쨌든, 여기 현실 세계로 돌아가자.

▶ 옮긴이 주: 돛을 단 배의 방향을 조정하는 장치를 뜻합니다.

성장에 대해 가장 먼저 알아야 할 건, 네가 모든 걸 알아낼 필요가 없다는 거야. 겪으면서 배우는 것도 괜찮아. 나이가 들고 책임이 더 커져도 모든 걸 완벽하게 통제하려고 애쓰지 마. 현실을 직시하렴. 어떤 선장도 항해 여정의 모든 세부 사항을 미리 알진 못해. 우리가 알아야 할 진실은 삶이란 멋진 도전이고 변화이며, 그 모든 것이라는 거야. 만약 널 압도하는 게 있더라도 자신감을 잃으면 안 돼. 그저 일시적인 일일 뿐이거든. 지금 네가 하는 가장 멋진 일들을 생각해봐. 사춘기가 그걸 바꾸지는 않을 거야. 사춘기 동안 변화를 겪겠지. 하지만 그 변화가 청소년기 내내 네가 건강하고 행복하게 지낼 거라는 사실을 바꾸지는 못할 거야.

난 보건교육 교사여서 잘 알고 있어. 매년 아동기에서 성인기 사이의 시기를 보내는 수백 명의 학생과 함께하거든. 나는 남학생들이 정확한 정보와 유효한 자원, 그리고 엄청난 유머를 성공적으로 사용할 수 있도록 도와준단다. (내가 좀 빈정거리는 걸 알게 될 거야. 널 친구라고 부를지도 몰라, 친구.) 게다가 난 아이들의 경험을 듣고 이해하는 요령을 터득했어. 수업 시간에 학생들의 건강

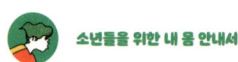

과 체력에 관한 재미있는 주제를 다루었거든. 그래서 네가 이 책을 집어 들었을 거야! 너에 대한 모든 것이 여기에 다 있으니까. 훌륭한 선택이야, 친구.

이 책을 읽다보면 한 가지 주제를 알게 될 거야. "아는 것이 힘이다." 네 몸에 대해 잘 안다면, 사춘기가 그리 나쁘지 않다는 걸 깨닫는 거지. 실제로 네가 성장하고 있다는 걸 의미하기 때문에 매우 흥미진진할 거야. 스스로를 강하고 당당하게 여기며 자신에게 감사하는 태도로 아동기에서 성인기로 진입하는 것. 우리 이를 간단하게 '훌륭한 성장'이라고 하자.

존중이란 단어의 의미는 너도 모르지 않을 거야. 존중이 자기로부터 시작된다는 거 알고 있니? 자기 존중이란, 자신을 자랑스럽게 대하고 스스로가 가치 있는 사람이란 걸 아는 거야. 자기 존중은 신체의 건강이나 사회적 관계처럼 삶의 다른 모든 부분에도 영향을 미친단다. 훌륭한 성장은 자기는 물론이고 다른 사람들도 존중하는 걸 의미해. 두말할 것도 없이, 사람은 누구도 같지 않아. 비슷하더라도 생각과 감정, 행동에서 다 달라. 마찬가지로 어떤 몸도 같지 않지. 그리고 분명 사람들은 누구도 똑같은 방식으로 성장하지 않고. 그 여정에서 자신과 다른 사람을 존중하는 건 진정한 어른이 되었다는 증거란다. (그래, 그 어른이 너를 '친구'라고 부르더라도.)

  우리가 함께 어려운 주제를 다룰 때, 너에게 여러 질문이 더 생길 거야. 이 책이 부모님, 보호자와 소통하는 길을 열어주기를 바란다. 인터넷에서 무언가를 검색할 때는 주의하렴. 아마 넌 인터넷 검색이 어떤지 잘 알고 있겠지. 이해하기 어려운 사이트들이 튀어나올 수 있고, 네가 볼 준비가 되지 않은 내용을 담은 이미지나 동영상이 있을 수도 있어. 더 나쁜 건, 완전히 틀린 정보를 얻을 수도 있다는 거야. 네가 인터넷이라는 이상한 늪에 빠져 길을 잃지 않도록 도와줄 몇몇 웹사이트를 알려줄게. 이 책을 읽은 후에 더 알고 싶은 내용이 있다면 인터넷에 검색하지 말고 믿을 만한 어른이나 의사 선생님한테 여쭤보렴. 결국 어른이란 다 큰 아이일 뿐이야. (몸도 크고 키도 크지만, 마음은 여전히 아이인 어른도 있어. 이런 사람들을 뭐라고 불러야 할까?)

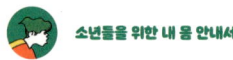

이 책은 먼저 사춘기란 무엇인지, 그리고 사춘기에 어떤 성장이 예상되는지에 대해 다루고 있어. 그러고 나서 소년의 몸이 어떻게 발달하는지에 대해 자세히 알아볼 거야. 먼저 키와 몸무게, 털 등 작은 변화부터 시작해서, 생식기의 변화, 영양, 운동, 감정 기복 같은 더 큰 항목에 대해 살펴볼 거고. (어이, 거기 아래에서 무슨 일이 벌어지고 있지?) 모든 변화는 전반적으로 건강과 체력의 관점에서, 적절한 위생과 감정 관리, 사생활 유지에 중점을 두고 이야기할 거야. 휴! 다루어야 할 게 많긴 하지만, 넌 그럴 자격이 있어. 책 뒷부분에 있는 용어 해설은 새로운 단어나 낯선 개념에 대해 알려줄 거야.

이 모든 과정을 시작하기 전, 너에게 확실히 하고 넘어갈 게 있어. 들어봐. 가상의 공동 선장으로서 난 결코 널 잘못 이끌진 않을 거야. 시간이 있고 이 책에서 도움을 얻는다면, 넌 아주 잘 해낼 거고. 이 책을 너의 훌륭한 성장을 위한 가이드이자 내비게이션이라고 생각해봐. 그럼, 선장! 이제 배에 올라타볼까? 가치 있는 여정이 될 거야.

차례

머리말 5

1장 변화의 시간 · 12
These Changing Times

2장 네 몸이 자라고 있어! · 28
Your Changing Body

3장 외모와 목소리가 달라지고 · 52
Looking and Sounding Older

4장 벨트 아래 · 72
Below the Belt

**5장 잘 먹기,
네 몸에 필요한 에너지 공급하기 · 90**
Feeding and Fueling Your Body

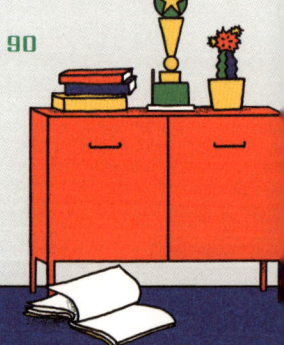
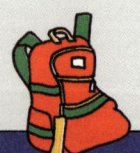

6장 **감정과 친구** • 110
Feelings and Friends

7장 **가족, 그 외 안전한 공간** • 128
Family and Other Safe Spaces

결론 145

감사의 말 147

저자에 대하여 149

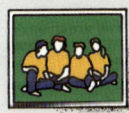

부록

용어 해설 150

참고 자료 154

참고 문헌 158

찾아보기 164

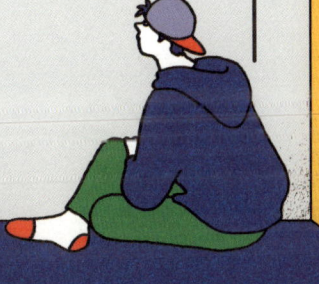

1장 변화의 시간 These Changing Times

넌 이미 자신의 변화를 알아차렸을지도 몰라. 어린 시절을 거치며 성장해왔으니까 말이야. 아니면 변화가 진행되고 있는데 무슨 일이 일어나고 있는지 잘 모를 수도 있어. 어쩌면 다른 누군가가 네 변화를 알아차리고 너를 위해 이 책을 집어 들었을 수도 있겠구나. 그렇다면 그들에게 주먹 인사를 하렴. 너에게 관심이 있잖아! 경우야 어떻든, 넌 정보를 얻기 위해 여기에 있어. 그리고 넌 진실을 알 자격이 있지. 우리 솔직해지자. 친구들이 모든 걸 알 순 없어. 아는 척을 해도 말이야.

이 장에서는 네가 알든 모르든 사춘기에 관한 몇 가지 기본 사항을 다룰 거야. 아, 그리고 스스로 준비를 해봐. 책 여기저기에 널 낄낄거리게 만들 단어들이 있을지도 모르지. 뭐든 좋아. 그래도 네가 사실을 알 수 있도록 정확하고 적절한 용어를 사용할 거야. 아는 것이 힘이란 말을 기억하렴. 변화하는 시기의 기본에 대해 깊이 파고 들어보자.

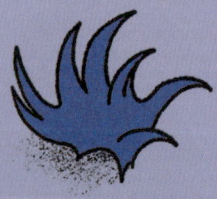

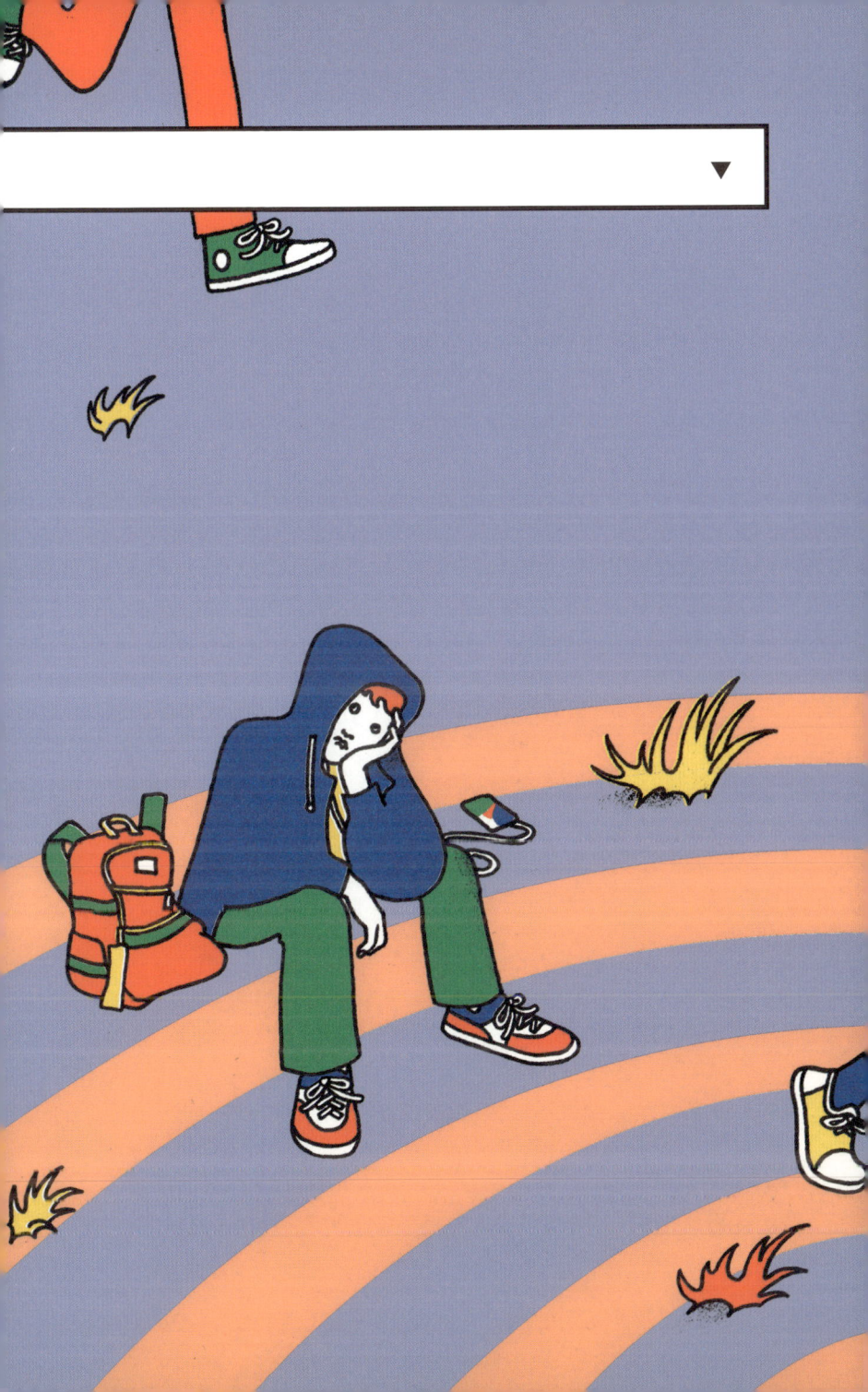

사춘기와 청소년기

모든 사람은 사춘기를 겪어. 하지만 사춘기에 대해 잘 이야기하지 않지. 이런저런 이유로 자기 몸의 변화에 관해 말하는 걸 부끄러워하거든. 여러 면에서 사춘기가 개인적이고 사적인 경험이기 때문이야. 아니면 잘못 말하거나 바보처럼 보일까 봐 두려워서기도 하고, 당황스러운 걸 좋아하지 않아서 그럴 수도 있어. 어떤 경우에는 사춘기에 대해 말하는 것을 무례하거나, 부적절하거나, 다소 지저분하게 여기기도 하는데, 글쎄… 그건 진실과 거리가 있어. 사춘기는 잘못되거나 지저분하거나 이상한 게 아니거든. 조금 당황스러울 수 있지만, 마음을 열고 솔직하게 이야기하면 도움이 될 거야. (이 책에서 우리가 하듯이 말이야. 멋지지 않니?) 사춘기 없이 우리는 성장하거나 생식할 수 없어. 생식이란 살아 있는 생명체들이 자신들의 자손이나 같은 종을 만드는 과정이야. 간단히 말해서, 생식하지 않으면 인류는 멸종해! 사춘기가 삶에서 정상적이고 꼭 필요한 과정이란 걸 알아야 해.

사춘기란 뭘까?

사춘기란 어린이에서 어른으로 성장하는 시기를 말해. 성적으로 성숙하여 생식할 수 있도록 몸이 성장하는 시기야. 이때 소년의 외모와 목소리가 좀 더 남자 어른처럼 되기 시작해. 원인은 간단하기도 하고 복잡하기도 해.

간단하게 말해볼게. 먼저 성장과 성숙을 위해 뇌가 몸의 다른 부분들에게 지시하지. 호르몬이라 부르는 특정 화학물질을 만들어내라고 말이야. 그게 바로 테스토스테론이야. 이 호르몬은 소년들이 사춘기에 경험하는 대부분의 변화를 유발해. 고환에서 생산된 테스토스테론은 체모와 근육 성장, 굵은 목소리 등 남성적인 특징을 담당하지.

상세하게 설명하려면 복잡한데, 테스토스테론 이상의 것이 있기 때문이야. 몸속 호르몬이 정확한 효과를 내기 위해서는 특정한 균형이 필요해. 몸이 어떻게 일하는지에 대한 과학은 믿을 수 없을 정도로 놀라워. 학년이 조금 더 올라가서 생물 수업을 들으면 더 많이 배울 수 있을 거야. 지금은 뇌와 몸이 하는 일을 이해하는 거로 충분해. 그러니 진땀을 흘리진 말자. 이 책을 읽고 독후감을 쓸 필요는 없으니까.

청소년기란 뭘까?

청소년기란 사춘기 시작부터 성인기 사이의 시기를 말해. 때때로 사춘기와 청소년기란 용어는 함께 쓰여. 그러나 청소년기는 일반적으로 몸의 성장과 함께 사회적·정서적 성장도 포함해. 청소년기는 몸이 여생을 준비하는 전환의 시기야. 사춘기는 그 준비의 한 부분이고. 이 책에서 두 용어를 자주 보게 될 거야.

유전자라는 옷을 입고

과학 지식 하나를 짧게 소개할게. 사춘기에 소년이 변화를 경험하는 주요 요인은 유전자 때문이야. 유전자는 나를 낳아주신 부모로부터 물려받은 특성이야. 부모로부터 자녀에게로 전달되는 특징이지. 유전자는 너를 형성하는 코드를 포함해. 우리 모두는 각자 부모로부터 독특한 방식으로 결합된 유전자를 물려받는데, 몸에 있는 이 유전자 지도가 우리 몸을 성장하고 계속 존재할 수 있게 해. 염색체나 DNA 같은 용어도 듣게 될 거야. 이러한 것들은 인간을 이루는 미세한 부분을 가리켜. 이것들은 꽤 복잡하지만, 설명할 가치가 있어. DNA로 구성된 염색체에는 유전자가 있는데, 이것이 바로 너를 위한 설명서라는 거지. 네가 태어나기 전엔 세계 역사에서 한 번도 볼 수 없었던 것들이야. 너는 전적으로 유일무이한 존재야. 아무도 너였던 적이 없고 누구도 너일 수 없으니, 너의 유전자를 자랑스럽게 여기렴.

가족이어도 제각기 조금씩 달라. 그런 이유로 이제부터 '부모'라는 단어는 보호자를 포함할게. 특별히 '친부모'라고 언급하지 않는 한, '부모'라는 단어는 모든 양육자를 아우를 거야.

예상되는 변화들

네가 알아야 할 게 있어. 네 유전자는 친부모의 유전자와 유사한 방식으로 기능한단다. 네가 자라면 생김새와 행동이 너를 낳아주신 엄마나 아빠와 비슷해질 거야. 하지만 자라는 동안 너를 둘러싼 환경 때문에 너는 네 부모님과 다른 사람으로 성장하겠지. 너의 어떤 면은 자연적이고, 또 어떤 면은 키워진 거야. 자연적인 것이란 우리가 어떻게 타고나는 지를 가르켜. 유전자, 기억나지? 반대로 키워진다는 건 양육자에게 보살핌을 받는다는 거고. 아이를 키운다는 건 아이에게 신체적 건강(음식, 주거, 안전)과 정신적 건강(감성, 지성, 삶의 교훈들), 그리고 사회적인 건강(가족, 친구, 사회 속 큰 집단)을 제공하는 거야.

너는 성장의 토대를 가지고 태어났지만, 그것이 네 미래가 이미 정해졌다는 걸 의미하진 않아. 네 몸이 어떻게 자랄지 알려주는 유전자 코드는 단지 일반적인 개요일 뿐, 너를 위한 모든 게

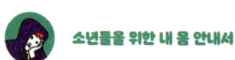

준비된 건 아니야. 청소년기를 얼마나 건강하게 보낼지는 네 선택과 행동에 달렸어. 그렇다 하더라도 성장에는 차이가 약간 있을 수 있어. 자신을 식물의 씨앗이라고 생각해보자. 씨앗이 자라려면 비옥한 토양과 안전한 환경이 필요할 거야. 비와 햇빛이 제 역할을 해야 하는데, 분명히 날마다 조금씩 다르겠지. 네 몸도 마찬가지야. 네 유전자가 정해놓은 좋은 계획이 있겠지만, 사춘기가 언제 시작될지, 어떻게 변화할지는 또래 친구들과 형제, 부모님과는 차이가 있을 거야.

보통 신체 성장으로 키와 몸무게의 변화를 예상할 수 있어. 겨드랑이와 얼굴, 치골▶부에 털이 날 거야. 음경과 고환으로 알려진 생식기관의 크기가 커지지. 근육이 발달하고, 목소리가 굵어질 거야. 여드름이 나고, 감정 기복과 에너지의 변화를 경험하고, 어쩌면 다른 사람에게 매력을 느낄 수도 있어. 어떤 면에서는 다 자란 것 같다가도 또 다른 면에서는 아직 아이처럼 느껴지기도 해.

일반적으로, 이런 변화는 빠르면 만 9세에서 늦으면 만 14세에 시작해. 그사이 언제라도 시작할 수 있어. 빠르면 만 16세, 늦으면 20대 초반에 사춘기 변화는 끝날 거야. 하지만 특정한 시기에 특정한 변화가 일어날 거라 기대하지 않는 게 좋아. 또래와 비교

▶ 옮긴이 주: 몸통과 다리를 연결하는 한 쌍의 큰 뼈인 볼기뼈에서 앞과 아래쪽을 이루는 부분. 두덩뼈라고도 합니다.

해서 저마다 성장의 폭과 변화의 순서에 차이가 있기 때문이지. 이런 변화에 대해서는 다음 여러 장에 걸쳐서 철저하게 논의해 보자.

정상이란 뭘까?

사춘기를 겪는 사람이라면 이런 질문을 할 거야. "내가 정상인가?" 궁금해하는 건 당연해. 누구나 기본적으로 소속의 욕구가 있잖아. 우리가 경험하는 모든 것이 정상이기를 원하지. 특히 우리 몸이 사춘기 변화를 겪는 동안에 혼자라고 느끼는 걸 좋아할 사람은 없어. 무엇보다 사춘기 동안 일어나는 거의 모든 일이 정상이야. 소년들은 항상 자기만의 속도로 자라. 달라도 괜찮아.

사춘기 동안 남자아이들에게 기복이 있을 거야. 성장 급등과 체모, 생식기관의 발달을 포함해 여러 변화를 관찰하면 짧은 휴식기가 있음을 알 수 있어. 마찬가지로 성장 과정에서도 일시 멈춤 상태를 겪을 거야. 바다에 밀물과 썰물이 있듯이 청소년기에 모든 소년이 겪는 정상적인 일들이야.

다른 남자아이들을 따라잡을 수 있을지 궁금해하는 것 또한 정상이야. 키와 체모, 음경의 크기, 목소리 톤, 그리고 근육조직에 대해 자연스럽게 관심이 생길 거야. 네 몸이 제대로 자라고 있는지 알고 싶어하는 마음도 좋아. 하지만 자신을 남과 비교하는 건 위험해. 그러니 주의하렴. 2장 이후에 구체적인 숫자에 관해 더 이야기할 거야. 책 전체에 있는 통계자료를 눈여겨보렴. 친구, 너도 알다시피 통계란 숫자를 말한단다.

> ● 숫자에는 힘이 있어! ●
>
> 전 세계에 만 10세에서 만 18세의 청소년이 약 15억 명 있대. 많은 사람이 사춘기를 겪는 거지! 3억 명 이상의 남자아이들이 훌륭한 성장을 위한 과정을 시작하고 있다는 것을 뜻해. 넌 확실히 혼자가 아니야. 만 9세에서 만 14세 사이에 남자아이들의 사춘기가 시작되는데, 대부분은 만 16세에서 만 18세가 되면 끝난대. 하지만 사람들은 모두 자신들만의 속도에 맞춰 성장한다는 사실을 기억하렴. 사춘기 변화가 20대까지 이어질 수도 있어.

성장과 변화

사춘기에는 몸이 놀라운 속도로 변화할 거야. 사람마다 변화의 속도에 차이가 있다 해도, 이때는 일반적으로 성장이 정신없이 빨리 전개되는 시기거든. 이전에도 네 몸 전체가 빠른 속도로 성장했던 적이 딱 한 번 있어. 바로 네가 아기였을 때야. 말할 필요도 없이 지금 넌 그때와는 매우 많이 달라졌지. (기저귀 뗀 지가 언젠데?) 사춘기의 변화를 다르게 해석하면, 넌 예전과는 다른 사람으로 성장할 계획을 세울 수도 있다는 거지. 변화란 좋은 거야. 기억하지? 청소년기 내내 어떤 변화가 찾아올지 세심하게 살피는 건 중요해. 앞을 똑바로 보고 집중해. 사춘기의 첫 파도가 막 치려고 해, 친구.

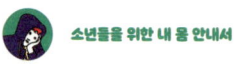

사춘기 첫 신호

대개 몇 가지 작은 변화가 동시에 일어나는 것으로 사춘기가 시작돼. 청소년기 내내 작은 신호가 이어질 거야. 남자아이들 대부분에게 사춘기의 첫 신호란, 이를테면 어깨 모양이 살짝 잡히고, 목소리가 조금 굵어지며, 지난 6개월 동안 키가 컸다는 것 정도지. 큰일은 아닐 거야. 어쩌면 생식기의 피부색이 짙어지고 고환이 조금 더 커졌을지도 몰라. 치골의 양옆이나 음경 윗부분에 털이 날 수도 있어. 이 모든 일이 사춘기의 시작을 나타내지만, 사람마다 변화의 순서는 다르단다.

어른의 몸이 되기 위해 우리 몸이 준비하는 간단한 방법이 있어. 바로 키가 커지고 몸무게가 느는 거야. 사춘기에 중요한 역할을 담당하는 호르몬인 테스토스테론은 소년의 체격을 상당히 키우는 일을 할 거야. 다음 장에서 다루겠지만, 키 성장은 몸무게의 증가로 이어져. 먼저 손과 발이 눈에 띄게 자랄 거야. 이처럼 몸의 맨 끝부분은 사춘기가 시작하는 시점에 몸의 다른 부분보다 빠르게 성장해. 몇몇 남자아이들은 그게 약간 어색할 수 있어. 근육량이 증가하기 시작하고, 어깨와 다리, 가슴이 커지고 제 모양을 갖출 거야. 관절이나 근육에 성장통을 느낄 수도 있는데, 그건 성장을 위해 네 몸 내부에서 많은 일이 일어나고 있다는 신호야.

사춘기의 또 다른 신호는 네 목소리가 달라지는 거야. 이때 네 목소리가 갈라질 걸 대비해야 해. 가족이 놀릴 수 있어. 뭐, 그들은 널 사랑하니까 괜찮아. 학교나 다른 공동체 행사에서 사람들을 만나면, 그들이 네 갈라진 목소리를 알아차릴 수도 있겠지. (그때는 "내 목소리가 쪼개진다고?"라고 농담하면서 미소를 날리는 거야.)

체모가 거칠어지기 시작할 거야. 팔과 다리에 난 털이 더 진해지고 더 선명해지지. 겨드랑이 털은 시간이 지날수록 두꺼워져. 음경 바로 위와 배꼽 아래에 음모가 조금 자라기 시작할 거고. 배와 허벅지 안쪽뿐만 아니라 젖꼭지에도 털이 나기 시작할 거야. 유두와 유방 조직이 더 민감해지고 조금 부어오를 수 있어.

네 피부는 유분이 더 많아질 거야. 특히 겨드랑이와 가랑이(거기 아래 있잖아, 사타구니)에서 땀이 많이 날 테고. 호르몬에 의해 체모가 자라고 땀이 많아지는 시기니까 위생 관리가 중요하단다. 매일 아침저녁으로 얼굴과 겨드랑이, 음경 및 고환을 꼼꼼하게 씻으면 여드름과 냄새를 최소한으로 유지할 수 있어. 여드름을 피하기는 쉽지 않아. 여드름이란 건 생기게 돼 있어. 땀과 박테리아가 증가하면서 체취는 더 자주 날 거야. 청결을 유지하면 도움이 돼. 이건 나중에 자세히 다룰게.

사춘기가 시작되면 생식기, 즉 외부 생식기관이 조금씩 커져. 고환이 먼저 커지는데, 그건 공 모양이라기보다 타원형에 가까워. 사춘기가 시작되면 고환이 더욱 민감해지는 걸 알게 될 거야. (믿기 어렵다고? 안전하게 지켜야 해!) 고환이 들어 있는 피부 주머니를 음낭이라고 해. 음낭 또한 커지고 두꺼워져. 그리고 생식기의 피부색이 짙어질 거야. 고환과 음낭이 커지면 음경도 커지고.

넌 아마 발기를 할 수도 있겠구나. 음경이 편안하고 '부드러운' 상태를 플래시드 페니스(flaccid penis)라고 해. 음경이 자극을 받으면 발기하지. 속어로 '섰다'라고도 하지만, 우린 발기라는 용어를 사용하기로 하자. 음경에 다리가 있는 게 아니니까. 발기란, 음경에 피가 몰려서 단단해지고 꼿꼿하게 서는 걸 말해. 발기는 정상이야. 우리 몸의 성장을 돕는 호르몬의 영향 말고도 이유 없이 일어날 수 있어. 자, 친구. 이 모든 변화는 다음 장에서 더 많이 논의할 거야.

사춘기 일정표

사춘기의 첫 번째 파도 이후 또 뭐가 올지 궁금하겠지? 소년들은 종종 더 많이 준비해야 한다고 생각하잖아. 특히 자신이 강하다고 느끼거나 키가 크고 성숙해 보이는 걸 좋아한다면 더욱 그럴 거야. 많으면 많을수록 더 좋은 간식처럼! 하지만 거기서 잠깐 멈춰봐, 친구. 몸은 오직 설명서의 지시 사항을 따른다는 걸 기억해. 네 안에 유전자들이 시키는 대로 하는 거야. 서두를 수도 없고, 늦출 수도 없어. 넌 그저 유연하게 대처하기만 하면 돼.

여기 일반적인 사춘기 일정표가 있어. 모든 사람이 자신만의 일정표를 가지고 있단다. 대략적으로 평균을 낸 수치여서 사람마다 다를 수 있다는 걸 명심하렴.

만 9~12세	호르몬 수치가 증가한다. 체격이 커지고 근육이 발달한다. 키가 자라고 몸무게가 증가한다. 목소리가 변하기 시작한다. 털이 굵어진다.
만 10~14세	체격이 계속 커진다. 겨드랑이와 치골부에 털이 더 자란다. 땀과 체취가 증가한다. 규칙적인 위생 관리가 필요하다. 먼저 고환과 음낭이 커지고, 이어서 음경이 커진다. 좀 더 규칙적으로 발기한다. 유두가 부풀고 민감해질 수 있다.
만 11~16세	키가 크고 체격이 자란다. 음모는 점점 색이 더 진해지고 음모가 자라는 부위가 넓어진다. 겨드랑이 털은 더욱 풍성해진다. 사춘기에서 성인기까지 계속 위생 관리를 해야 한다. 가슴과 얼굴에 털이 나기 시작하는데, 특히 코 아래와 귀밑에 난다. 근육량이 증가한다. 목소리가 변하고 굵어지기 시작한다. 고환과 음경이 계속 자란다. 발기와 몽정을 한다.
만 12~17세	생식기가 계속 자라고 생식기 피부색이 더 진해진다. 좀 더 규칙적으로 몽정을 한다. 얼굴 생김새와 근육이 한층 성숙해 보인다. 몸과 얼굴에 털이 눈에 띄어서 손질이 필요할 수 있다. 키 성장은 둔화한다. 피부에는 유분이 많아지고, 얼굴과 몸에 여드름이 날 수 있다.
만 16~18세	남자 어른 키만큼 자란다. 음모와 수염, 생식기가 남자 어른만큼 자란다. 목소리는 완전히 변한다. 유두는 더 커지지도 민감하지도 않다. 남자 어른처럼 위생 관리와 체모 손질을 해야 한다.

소년들을 위한 내 몸 안내서

사춘기 변화율

이 장에서 여러 번 말했듯이, 삶의 변화는 사람마다 달라. 소년 각자의 사춘기 일정을 완벽하게 예측할 방법은 없지만, 그래도 괜찮아. 그럴 필요가 없어. 앞으로 닥칠 일들에 대한 일반적인 정보가 있으니까 말이야. (언제 모든 규칙을 따른 적이 있었나?)

사춘기 일정표는 변화를 경험하는 다양한 비율을 포함해 모든 게 정상이라는 걸 아는 데 도움이 돼. 네 친구나 이웃, 사촌 또는 남동생에게는 잘 맞지만, 너에게는 맞지 않을 수 있어. 네 몸이 정확히 해야 할 일을 하고 있다는 걸 안다면, 자기 존중▶을 실천하는 데 도움이 될 거야.

▶ 옮긴이 주: self-respect, '자기 존중, 자존심'이란 뜻입니다. '자부심, 자존감'으로 번역한 self-esteem의 동의어이나, self-esteem은 비교적 심리학 용어로 많이 쓰이고 있습니다.

2장 네 몸이 자라고 있어! Your Changing Body

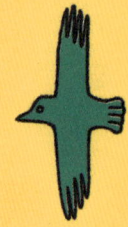

변화는 좋은 거야. 이 말을 항상 마음에 새겨두자. 오늘 너의 모습이 다섯 살 때와 똑같기를 바라진 않을 거야. 지금 나이로 영원히 살기를 원하지도 않을 거고. 다행히 네 몸은 제 역할을 하고 있어서 그런 걱정할 필요는 없어. 나이가 들면서 성장할 테니까. 하지만 네가 선택할 수 있는 것도 몇 가지 있어.

삶에서 균형을 잡아야 해. 네가 통제할 수 있는 것과 네 몸이 알아서 하는 것 사이에서 말이야. 만약 네가 네 몸의 변화를 따라가지 못한다고 느끼거나, 네 몸이 너무 빨리 자라거나 느리게 자란다면 다음을 기억하자. 정상이란 저마다 다르다는 것. 다름은 당연하다는 것. 키가 크고 말랐거나 키가 작고 통통할 수 있는데, 모두 괜찮아. 이 장에서는 체격이 변하기 시작할 때 예상되는 일들을 살펴볼 거야.

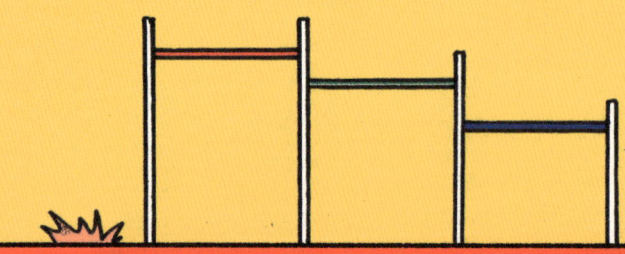

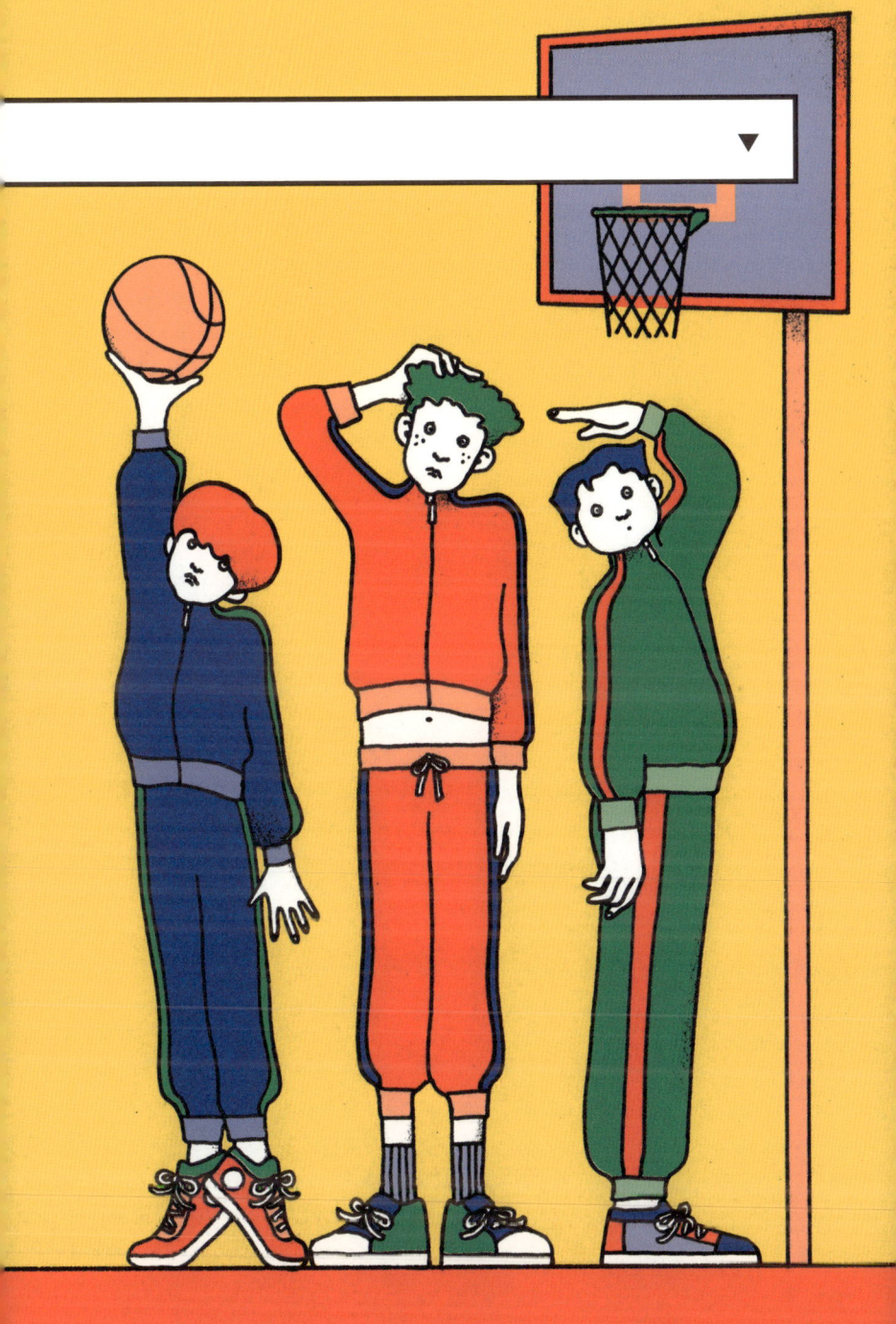

키와 몸무게

모든 사람은 자신만의 체형을 가지고 태어나. 다른 모든 동물과 마찬가지로 인간은 서로서로 달라. 같은 부모에게서 태어난 형제자매라도 생김새와 행동이 다르잖아. (짜증 나게 하는 형제자매가 있니? 나쁜 소식이네, 친구. 너도 그들을 짜증 나게 해버려!) 얼굴 생김새, 성격, 키나 몸무게 같은 신체적 특징이 모두 다를 수 있어. 키 작은 아기가 키가 큰 어른으로 자랄 수 있고, 통통한 아기가 10대가 되면 마를 수도 있어. 모든 건 유전자에 달려 있지. 1장의 내용을 기억하지?

유전자 코드는 네가 어떻게 자랄지에 대한 정보를 가지고 있지만, 네가 자신을 돌보기 위해 하는 일 또한 네 성장에 영향을 미칠 거야. 식습관과 운동 습관은 중요해. TV, 인터넷, 비디오 게임에 대한 습관도 중요하고. 이러한 것들을 잘 관리한다면 사춘기를 건강하게 보낼 수 있을 거야.

성장 급등

네 키와 몸무게를 기록해본 적 있니? 부모님이 벽에 네 키를 표시했던 흔적이나 아니면 그와 비슷한 성장 기록 같은 것이 있어? 키와 체중 변화를 기록하기 위해 정기적으로 병원을 방문하는 것 외에도, 가족 중 누군가가 아이들의 성장을 기록해두는 건 흔한 일이야.

오랜만에 만난 친척들은 마지막 만남 이후에 네가 얼마나 많이 컸는지 이야기하는 걸 좋아할 거야. 그래, 넌 자라고 있어. 매일 차이를 느낄 수 없다 해도 그건 사실이야! "얘 좀 봐! 언제 이렇게 컸대!"라고 말하는 친척과는 그냥 잘 지내면 돼. 어쩌면 그들이 네 바지가 너무 짧아졌다거나 하룻밤 사이에 한 뼘이나 자란 것 같다고 농담할 수도 있어. (그럴 땐 이렇게 되받아쳐 봐. "정말? 한 뼘이나?! 어쩌죠? 바지는 그대론데!") 그렇다고 너무 심하게 장난치진 마. 오랜만에 만난 덕분에 네 변화를 알아차린 거잖아. 괜찮아. 그들에게도 흥미진진한 일일 거야.

청소년기는 사춘기의 시작과 성인기 사이의 시간이라는 걸 기억하렴. 몸이 남은 삶을 준비하는 전환의 시간이야. 그 과정은 때때로 속도를 내기도 하고 그러지 않기도 해. 사람은 누구나 자기 속도로 성장한단다. 우리는 이 말을 자주 반복할 거야.

일반적으로 남자아이들은 만 9세에서 만 14세 사이에 사춘기를 시작해. 이 시기에 남자아이들은 단 몇 달 만에 키가 훌쩍 크기도 해. 성장 급등을 겪는 거지. 한동안 어떤 변화도 없을 수 있어. 성장 지연을 겪는 거야. 두 가지 모두 상상해봐.

이러한 차이는 호르몬 때문이야. 우리 첫 장에서 다루었잖아. 지난번 건강검진 이후 그다지 많이 자라지 않았다는 걸 목격할 수도 있고, 예상보다 더 많이 자라서 반 친구들보다 머리나 어깨가 더 높은 곳에 있을 수도 있어.

검사 기록에 따르면, 매년 남자아이들은 크게는 15센티미터 작게는 2.5센티미터 정도 자란대. 걱정하지 마라. 문제가 있다면 의사 선생님이 어떻게 해야 할지 이야기해주실 거야. 그렇지 않다면 네 몸이 자신의 일정표를 따라가고 있는 거야. 키에 상관없이 넌 건강할 수 있어.

병원 검진으로 네 근육과 관절 또는 척추에 무슨 일이 일어나고 있는지 알 수 있어. 만약 네가 빨리 성장하고 있다면, 때때로 몸에 통증이 있을 거야. 이걸 성장통이라고 해. 성장통은 걱정할 문제는 아니고 단지 약간 불편한 통증일 뿐이야. 뼈가 성장할 때 근육에 무리가 와서 그래. 조금 아팠다 안 아팠다 하는 건 자연스러운 일이야.

성장통은 일반적으로 근육에서 일어나. 만약 관절이 아프다면 의사 선생님이 확인해봐야 해. 허벅지와 다리 앞부분, 종아리와 다리 아랫부분 그리고 무릎 뒤에서도 통증이 생길 수 있어. 걱정하지 않아도 돼. 대개는 골칫덩어리일 뿐이거든. (알겠지?)

척추 검사를 통해 등의 위와 아래에 있는 작은 뼈들이 정확하게 정렬되어 있는지 확인할 수 있어. 만약 척추 측면에 S자형이나 C자형으로 곡선이 있다면, 흔한 의학적 질환인 척추옆굽음증 진단을 받을 수 있어. 만약 척추옆굽음증이라면, 성장을 바로잡는 데 도움이 되는 치료법이 많이 있어.

● 재미있는 사실 ●

역사상 가장 키가 큰 남자는 로버트 워들로(1918~1940)야. 그의 키는 272센티미터였고, 몸무게는 199킬로그램이었어. 역사상 가장 키가 작은 남자는 찬드라 바하두르 당기(1939~2015)야. 그의 키는 54.6센티미터, 몸무게가 14.5킬로그램이었어. 두 사람의 예는 성장하는 남자아이들의 체형에 얼마나 큰 차이가 있을 수 있는지를 보여준단다.

체형과 체중 변화

네 키가 네 유전자에 달려 있듯이, 네 체중도 마찬가지야. 몸이

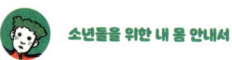

무거워지는 건 좋은 일이야. 증가하는 체중의 일부는 뼈와 조직의 무게가 될 거야. 네 키가 자라고 있으니까. 네 장기는 점점 커지고 팔다리는 길어지고 있어. 몸무게 증가의 상당 부분은 근육 때문이야. 어깨가 더 넓어지고 가슴과 팔에서 근육조직이 더 많아진 걸 볼 수 있을 거야. 소년의 몸은 근육긴장으로 더 말라 보이거나, 덩치가 크고 체격이 잡히거나, 그게 아니면 성장하는 근육을 지방이 덮고 있는 경우도 있어. 너도 알다시피 어떤 경우든 '정상적인' 몸이야.

사춘기에 늘어난 몸무게의 일부는 체지방 때문이야. 너무 많이 먹으면 건강에 좋지 않기 때문에, 지방은 나쁜 평가를 받아. 그러나 적당한 양의 체지방(지방조직이라고도 불리는)은 에너지를 저장하고 체온을 유지하며 비타민 흡수를 돕고 건강한 피부에 도움을 준단다. 피하지방이라고 부르는 일부 지방은 피부 바로 아래에서 몸을 따뜻하게 하는 쿠션 역할을 해. 내장 지방이라고 부르는 다른 지방은 내부 장기를 둘러싸서 보호하는 역할을 하고. 어떤 소년들은 어릴 때부터 있던 '젖살'을 잃지만, 또 다른 소년들은 지방조직이 증가하기도 할 거야.

네가 알아야 할 건, 근육조직과 지방조직이 서로 다르다는 사실이야. 한 조직이 다른 조직으로 바뀔 수는 없어. 네 몸은 근육조직과 지방조직 둘 다 특정한 양으로 구성하게 되어 있어. 체중계에 찍히는 몸무게로는 네 몸에 들어 있는 근육과 지방의 양을 알 수 없어. 단지 가이드일 뿐이야.

　의사 선생님은 네 나이와 키, 몸무게를 비교하기 위해 체질량 지수(BMI)를 사용할 거야. 하지만 숫자 앞에 겁 먹을 필요는 없어. 이 수치가 평균 이상이나 이하라도 건강한 상태거든. 만약 네 체중에 진짜 문제가 있다면, 의사 선생님이 너와 네 부모님께 알려줄 거야.

　건강한 선택은 네 키와 몸무게에 영향을 미칠 수 있어. 아동기의 건강은 청소년기는 물론이고 성인기에도 영향을 주거든. 건강한 어린이가 건강한 10대 청소년으로 자랄 가능성이 높겠지. 네가 먹고 운동하고 잠을 자는 방식이 네 몸이 원하는 걸 할 수 있게 도와준단다. 잘 먹으면 뇌가 호르몬과 기억을 제대로 관리하고, 운동을 하면 근육이 제 역할을 하고 잘 성장해. 잠자는 동안은 어떨까? 지금 일어나고 있는 모든 변화로부터 네 몸과 마음이 회복하지.

　네가 아기였을 때와 비교해보면, 사춘기는 생애 두 번째로 가장 크게 성장하는 시기인 거야. 자라기 위해서는 에너지가 많이 필요하겠지. 이 말은 네가 더 자주 배고플 수 있고 일주일 내내 지금보다 더 음식을 먹을 필요가 있다는 뜻이야. 키가 크고 몸무게가 늘기 위해서 네 몸은 음식에 들어 있는 에너지인 열량을 사용하거든.

　그래, 우리는 모두 감자 칩과 콜라가 맛있다는 걸 알고 있어.

하지만 스낵류 대신에 좋은 음식을 먹기 위해 최선을 다해야 해. 가장 좋아하는 비디오 게임을 즐기고 싶겠지만, 운동하고 잠자는 시간을 희생해선 안 돼. 운동과 잠처럼 필수적인 것들을 챙기면서 게임하는 시간과 균형을 맞추어야 한단다. 너의 성장은 이러한 생활 습관에 달렸어!

영양과 운동, 잠에 대해서는 5장에서 자세히 살펴볼 거야. 네 키와 몸무게에 대해 궁금한 사항이 있으면 언제든 의사 선생님한테 물어보렴.

● 비교하지 말고! ●

다른 사람에게 관심을 갖는 건 당연한 일이야. 사람들도 키가 크거나 힘이 센 남자아이들과 최고의 운동선수들에게 관심을 갖잖아. 인터넷이나 TV 프로그램 또는 광고에서 근육질의 남성이 남자답고 어른스럽게 묘사되는 걸 흔히 보게 돼. 하지만 네 눈에 보이는 것이 실제가 아닐 수도 있다는 걸 명심하렴. 카메라 필터와 편집 프로그램으로 사진을 조작했을 수 있거든. 프로 스포츠의 엘리트 운동선수들은 어떨까? 그들은 세계 최고야. 모든 사람은 자신만의 속도로 성장하며, 자신만의 신체적·정신적 강점이 있다는 걸 기억하렴. 넌 항상 네 키와 몸무게, 그리고 성장 속도에 대해 부모님이나 의사 선생님과 상의할 수 있어. 비교란 종종 공정하지 않다는 걸 마음에 새기렴. 그러니 비교하지 마!

청결 유지하기

몸을 청결하게 유지하는 건 생각만큼 간단하지 않아. "몸을 깨끗하게 해!"라는 말이 매우 쉽게 들리지만, 분명히 더 복잡하단다. 우리는 변화와 성장을 거듭하는 몸을 잘 보살피는 방법에 대해 알아야 해. 기본적인 것으로 시작해보자. 결국 이 모든 건 네가 훌륭하게 성장하기 위한 거야. 그러려면 변화에 유연하게 대처해야해. 우리의 계획은 이게 전부야, 친구. 청소년기에 네 몸이 자라는 동안 털과 피부, 그리고 많은 다른 신체 부위를 돌보는게 얼마나 중요한지 간과하지 말길.

소년들을 위한 내 몸 안내서

털 관리

어릴 적부터 머리 손질이 중요하다는 건 잘 알고 있을 거야. 아이였을 적엔 부모님이 도와주셨겠지. 이젠 네가 알아서 하도록 해. 어쩌면 넌 다른 사람이 해준 헤어스타일을 전혀 좋아하지 않았을 수도 있고, 아니면 네 헤어스타일이 어떻든 상관하지 않았을 수도 있어. 하지만 이제는 그 문제에 대해 더 많이 말하게 될 거야. 청소년기에 머리 손질하는 습관을 잘 들인다면 장기적으로 좋을 거야. 멋진 헤어스타일을 원하니? 머리카락과 두피가 건강하면 가능하단다.

사람들은 저마다 헤어스타일뿐만 아니라 모낭도 독특해. 모낭은 오래된 세포들이 들어찬 피부의 한 부분으로, 털을 만드는 역할을 해. 이 세포들이 피부 표면의 작은 구멍이나 모공으로 밀려나와 털이 되는 거지. 각 모낭의 모양이 털의 특징을 결정해. 네 머리카락이 곧거나, 구불구불하거나, 곱슬곱슬하거나, 꼬불꼬불할지는 네 모낭의 모양에 달린 거야. 이 또한 가계도에 강한 뿌리를 두고 있는 유전자 때문이야. (털에는 뿌리가 있고, 그 뿌리가 나무처럼 자라. 우와, 쑥쑥 자라고 있어)

헤어스타일은 우리의 유산과 밀접한 관련이 있어. 유산이란 가족의 배경을 의미하는 용어야. 따라서 털 유형의 차이는 인종의 차이와 일치할 거야. 예를 들어, 피부색이 짙은 사람에게서 발견되는 모낭은 피부색이 옅은 사람에게서 발견되는 모낭에 비해 모양이 더 커. 물론 다양할 수 있겠지. 궁극적인 요인은 각 모공 안에 있는 모낭의 형태야. 모낭이 둥글면 털이 곧게 자라는 경향이 있어. 달걀 모양의 모낭은 구불구불한 털을 만들어. 갈고리나 타원형의 모낭은 곱슬머리나 꼬불꼬불한 모양의 털을 만들고. 어때, 재미있지?

  털의 특징 또한 유분기가 얼마나 많은지에 영향을 미쳐. 곱슬머리를 가진 사람들은 곧은 머리카락을 가진 사람들만큼 자주 머리를 감을 필요가 없어. 그러나 두피 염증과 비듬(건조한 피부의 파편)이 더 자주 생기지. 네 털이 너의 형제자매의 것과 다르다는 걸 제외하면, 여기에 엄격한 규칙은 없어.

  털이 미세하거나 거칠 수 있고, 짧거나 길며, 금발이나 밝은 빨간색 또는 칠흑 같은 검은색일 수 있어. 모두 다 멋져. 네 멋진 개성과 잘 어울리는 독특한 스타일을 만들어봐. 머리카락 손질과 관리가 더 재미있어질 거야. (너무 골똘히 생각하지 않아도 돼. 그때그때 적절하게 해보면 돼.)

  어떤 스타일을 하든 깨끗한 게 중요해. 머리카락에 따라 일주일에 몇 번만 감아도 되는 경우가 있고, 매일 감아야 하기도 해. 컨디셔너를 사용하기도 하고, 사용하지 않기도 해. 부모님이 네 머리카락에 대한 정보를 바탕으로 머리 감는 방법을 알려주고 습관이 되도록 도와주실 거야. 특정 상품을 추천할 수도 있어. 샤워할 때 머리를 감아. 샴푸 거품을 내서 두피에 대고 손끝으로 마

사지하면 돼. 이건 모공을 깨끗하게 하고 두피를 재생하는 데 도움을 줄 거야.

샤워 후에 몇몇 소년들은 자연스럽게 물기를 말리는 반면, 또 어떤 소년들은 헤어 제품을 사용할 거야. 네 머리카락 특성 때문일 수도 있고, 네가 원하는 너만의 헤어스타일을 만들고 싶어서일 수도 있겠지. 오일이나 젤, 크림 등 네가 사용할 수 있는 제품은 여러 종류가 있어. 각각 조금씩 차이가 있으니 네 머리카락에 잘 맞는 제품을 찾으려면 직접 사용해보고 고르는 것도 좋아.

사춘기는 겨드랑이 털과 음모가 발달하는 시기이기도 해. 겨드랑이와 음부를 관리하는 게 중요하다는 뜻이야. 남자아이들은 겨드랑이에 가느다란 털 몇 가닥이 나거나 어두운 부분에 곱슬곱슬한 털이 조금씩 자라는 걸 볼 수 있을 거야. 벨트 바로 아래 치골부에서 굵고 거친 털이 자라고, 음경 뿌리 부분에 가는 털이 자라는 걸 볼 수 있을 거야.

체모 유형은 모두 유전자에 의해 결정돼. 대개 눈썹이나 다리 털처럼 네 몸에 이미 나 있는 털과 색이 같아. 치골부와 겨드랑이 털은 색이 약간 더 짙어. 털의 색깔이나 유형, 양에 상관없이 샤워할 때 체모도 깨끗하게 씻어야 해. 머리를 감는 것처럼 말이야. 비누나 샴푸를 사용하면 좋아. 박테리아라는 작은 미생물의 수를 줄여주거든. 박테리아는 체취를 유발한단다.

재미있는 사실 하나 알려줄게. 땀은 냄새가 나지 않아. 하지만 피부에서 땀과 박테리아가 만나면 악취가 날 수 있어. 우리 모두 땀을 흘려. 지금부터 매일 씻는 습관을 들여서 쭉 이어가야 해. 음모와 생식기의 변화에 대해서는 4장에서 더 이야기하자.

네 몸을 감싸는 피부

피부가 신체 조직이라는 걸 알고 있니? 인체에서 가장 큰 조직이야. 피부는 우리 몸의 표면을 덮고 있어서, 체중의 약 15퍼센트를 차지한단다. 피부의 두께는 신체 부위에 따라 달라. 눈꺼풀이 가장 얇고 발바닥과 손바닥이 가장 두꺼워. 피부는 체온을 유지하고, 부상과 질병으로부터 우리를 보호하지. 피부에는 신경 말단이 있어서 어떤 자극을 느낄 수 있어. 꽤 인상적이지?

피부 바깥쪽을 표피라고 해. 표피는 방수 역할을 하는 세포들로 구성되어 있어. 굉장하지? 표피 덕분에 매일 물이나 다른 액체와 접촉해도 우리 몸은 붓지 않아. 피부는 의료용 크림이나 연고 등은 흡수해 효과를 얻지만, 방수 기능도 있어서 섬세한 내부 기관을 보호한단다. 놀랍지? 표피 세포는 지속적으로 떨어져나가며 한 달에 한두 번 꼴로 완전히 교체돼. 단백질로 이루어진 표피 세포는 평평한 모양으로 굳어지고 압축되어 손톱과 발톱이 된단다.

표피에는 멜라닌도 들어 있어. 멜라닌은 우리 피부색을 이루는 색소이며, 피부를 햇볕에 그을리게 하는 물질이야. 태양빛은 우리 몸에 비타민 D 생성을 유발해. 햇볕을 쬐면 건강에 좋아. 하지만 야외에서 운동을 하거나 인공적으로 태닝을 하면, 자외선에 노출되어 일광 화상을 입을 수 있어. 조기 노화, 피부암처럼 피부에 위험한 자극을 유발하기도 해. 결론은 타고난 피부가 더 좋다는 거야.

사람마다 멜라닌 수치가 달라서 형제자매라도 피부색이 조금씩 다르지. 옅은 백색에서부터 짙은 갈색에 이르기까지 피부색이 매우 다양하다는 걸 넌 이미 알고 있을 거야. 이건 유전자와 네 조상의 출신 지역과 관련이 있어. 앞서 언급했듯이, 햇빛은 우리 몸에 비타민 D 생성을 도와. 하지만 과도한 자외선은 우리 몸에 해로워. 그래서 균형을 이루기 위해 피부색이 달라진 거야. 진화의 결과지.

북유럽처럼 추운 곳은 일조량이 풍부하지 않아서 초기 인류는 피부색을 더 옅게 발달시켰어. 적도 주변에 있는 아프리카, 중앙아메리카, 서남아시아 같은 따뜻한 곳에서는 영구적으로 짙은 색 피부를 발달시켰지. 이러한 피부색 차이는 오랜 세대에 걸쳐 지속되었고 인류를 다양하게 만들었어. 네 피부색을 자랑스럽게 여기렴. 네 피부는 네 조상으로부터 물려받은 위대한 유산이란다.

땅에 대하여

우리 피부의 두 번째 층을 진피라고 해. 앞서 체모에 대해 설명할 때 모낭을 언급했어. 모낭은 진피 속 특별한 구조물의 일부분이야. 진피에는 통증뿐만 아니라 뜨겁고 차갑게 느끼는 신경 말단과 피부가 너무 건조해지지 않도록 하는 윤활유가 있어. 너무 추울 때 체내의 열이 몸 밖으로 빠져나가지 못하게 하려고 털을 세워 소름이 돋게 하는 것도 진피의 또 다른 기능이야. 몸이 너무 뜨거워지면 진피 속에 땀샘이 피부 표면에 액체를 만들어. 이걸 땀이라고 하는데, 땀이 증발하면서 열을 식히고 체온을 내려가게 한단다.

인체 가운데 손과 발에서 땀이 가장 많이 나. 다른 부분도 그렇지만, 특히 겨드랑이에 땀이 많이 나지. 사춘기에 겨드랑이에 털이 나면 박테리아가 생길 수 있어.

겨드랑이에 탈취제나 항바이러스제를 사용하면 냄새를 줄이는 데 도움이 될 거야. 매일 아침 샤워 후에 얇게 펴 바르렴. 냄새가 나지 않아도 그렇게 하는 게 좋아. 개인의 위생은 사회 건강에도 도움이 되거든. 네 피부에 자극을 주지 않는 방취제(데오드란트)를 찾아봐. 부모님의 추천을 받는 것도 좋아.

여드름과 피부 질환

깨끗하게 잘 씻으면 많은 문제를 해결할 수 있어. 개인위생을 유지하는 매우 좋은 방법이지. 특히 땀이 많이 나는 부위는 매일 신경써야 해. 땀이 여드름으로 이어질 수 있거든. 여드름이란 피부에 혹처럼 나는 모공 염증의 결과물이야. 여드름을 화이트헤드나 블랙헤드라고도 해. 여드름 윗부분의 색으로 여드름의 종류를 구분하는 거야.

청소년기에 여드름이 나는 건 흔한 일이고, 나이에 상관없이 언제라도 날 수 있어. 사춘기에는 얼굴과 이마, 가슴과 등, 어깨와 심지어 엉덩이에 나기도 해. 이건 주로 사춘기 호르몬의 변화 때문이야. 소년들 대부분이 여드름이 나. 그러니 절대 네가 지저분하고 유분기가 많아서 그런 거라고 생각하지 마.

하지만 청결하게 관리하면 도움이 돼. 위생 상태를 점검하고, 필요한 경우 병원 처방전 없이 구할 수 있는 크림을 사용하거나 의사나 피부 전문가에게 여드름 치료법에 대해 문의해봐.

사춘기에는 다른 피부 질환이 나타날 수 있어. 습진과 건선, 피부염 등이 있는데, 가족이나 친구들에게 들어봤을 거야. 이러한 것들은 모두 피부 표면에 자극을 유발해. 우리가 다뤄야 할 또 다른 문제는 매우 작은 유기체 집단인 박테리아야. 너도 배운 적이 있겠지. 사춘기 동안 세심하게 살펴야 할 미생물이야. 현미경으로만 볼 수 있지만, 네가 알아차릴 수 있도록 증상으로 드러나기도 해.

그 미생물 중 하나가 곰팡이야. 흔히 무좀이라고 알려진 발 질환의 원인도 바로 곰팡이 때문이지. 무좀은 전염성이 있어서 누구나 걸릴 수 있어. 일반적으로 탈의실 바닥을 같이 쓰는 운동선수들이 자주 걸려. 곰팡이 감염의 증상으로 피부가 가렵고 벗겨질 수 있어. 대개 발가락 사이에서 시작해서 발톱과 발바닥으로 퍼져. 다행히 치료가 가능해! 약국에서 약을 구하면 돼. 무좀에 걸리지 않으려면 늘 발을 깨끗하게 유지하고 운동한 후에는 땀에 젖은 양말과 신발을 되도록 빨리 벗는 게 좋아.

마지막으로 이야기하고 싶은 미생물은 바로 바이러스야. 바이러스는 세포에 기생하면서 그 세포를 감염시키는 미세한 입자야. 입 주변에 물집이 생기는 단순 포진 바이러스(HSV)가 있고, 손과 발, 그리고 다른 신체 부위에 사마귀가 생기는 인유두종 바이러스도 있어. 입술 발진과 사마귀는 다소 불편해서 치료를 받아야 할 거야.

만약 이런 증상이 나타나면 부모님한테 알리고 약국에 가거나 병원에 가도록 해. 바이러스는 전염성이 있어서 절대로 만지면 안 돼. 만지면 주변으로 번져버리거든. 중요한 사실 하나 알려줄게. 만약 생식기에 무언가 특이한 것이 생기면, 반드시 의사의 진찰을 받아서 최선의 치료 방법을 찾아야 해.

자, 피부를 잘 살펴보렴. 바로 거기에 정보가 담겨 있어. 다른 신체 기관들과 마찬가지로 피부를 잘 돌보면, 피부도 널 돌볼 거야.

> ● 숫자에는 힘이 있어! ●
>
> 만 12세에서 만 24세 사이 약 85퍼센트의 사람들에게 여드름이 난대. 우리는 다른 사람보다 자신에게 더 엄격하잖아. 피부의 작은 결점까지도 말이야. 여드름이 나도 긍정적으로 생각해봐. 다른 사람들은 전혀 알아차리지 못할 수도 있어. 사람들은 저마다 자신만의 고민이 있거든. 피부 질환도 마찬가지야. 소년 10명 중 1명은 청소년기에 피부염이나 그와 유사한 문제를 겪는대.

눈과 귀

인간의 감각은 정말 놀라워. 너도 알잖니? 때때로 우리는 그 사실을 간과하지. 우리가 지닌 여러 감각이 서로 함께 작용함으로써 우리가 일상에서 정보를 얻을 수 있는 거야. 네가 보고, 듣고, 느끼고, 냄새 맡고, 맛을 보고, 균형감과 통각 같은 많은 복잡한 감각을 다 갖고 있다면, 모든 감각의 중요성을 잘 알 거야. 네가 특수한 감각을 원할 때 특히 더 그럴 테고. 네가 만약 어떤 감각을 잃었거나, 다른 사람들과는 다른 능력을 갖추고 태어났다면, 넌 확실히 네가 가진 능력에 감사해야 해. 결과적으로 네가 가진 감각들이 조금 더 잘 작용할 거니까.

감각을 돌보는 것 또한 우리가 이 장에서 논의한 다른 것들과 같아. 매일 몸을 정결하게 관리하는 습관을 들이면 그 작은 노력이 결국 큰 성과를 거둔다고 했지. 넌 정말 놀라운 사람이야. 그것을 당연하게 여기지만 않는다면, 너의 '훌륭한 성장'은 계속될 거야.

먼저 네 눈을 보자! 넌 매년 안과나 학교에서 시력검사를 받을 거야. 만약 안경이나 콘택트렌즈를 낀다면, 매년 시력검사를 받아야 한다는 사실을 이미 알고 있을 테고. 청소년기를 지나 어른이 되어서도, 네 시력과 안과의 처방이 잘 맞는지 계속 확인해야 해. 불필요한 추가 비용이 생기지 않도록 안경이나 콘택트렌즈를 깨끗하고 안전하게 보관하렴. 네가 활동적이라면 안과 처방을 받아 스포츠 안경을 사용하는 것도 한 방법이야. 스포츠 안경은 연습이나 경기 중에 네 눈을 보호하고, 안경이 떨어지지 않도록 도와줄 거야.

안경을 쓰든 안 쓰든, 스마트폰이나 태블릿, 비디오 게임, 그리고 다른 화면에서 눈을 떼고 휴식을 취하는 게 눈에 좋아. 캄캄한 방에서 몇 시간이고 계속해서 밝은 화면을 들여다보는 일은 특히 주의해야 해. (인터넷 기사나 책을 통해서 익히 들어왔겠지만, 너의 눈 건강을 위해 여기서 한 번 더 강조할게!)

네가 지금 어디에 있든, 하던 일을 멈추고 들어봐. 들리니? 들린다면 네 귀에 감사하렴! 고요함을 인식하는 것조차 네 청력이 주는 선물이야. 어릴 적 귀에 염증이 잘 생겼다면, 청소년기에 계속 신경 써서 청결을 유지해야 해. 감염되면 몹시 아프거든.

소년들을 위한 내 몸 안내서

샤워하면서 머리를 감을 때도 귀도 재빨리 헹궈야 해. 귀 바깥쪽을 문지른 다음 귓불을 가볍게 밀고 당기면서 조금씩 움직여 봐. 느슨해진 귀지가 귀 밖으로 나올 거야. 면봉은 고막을 찔러서 상처를 줄 수 있으니 사용할 때 매우 조심해야 한단다. 이어폰과 헤드폰의 음량과 총 사용량은 최소로 유지하고, 잘 때는 반드시 빼야 해. 이어폰이나 헤드폰을 단 한 시간만 착용해도 귓속에 박테리아가 700배나 증가한대! 끔찍하지?

보통 시력검사를 받을 때 청력검사도 같이 받을 거야. 만약 청각에 문제가 있다면, 보건 선생님이나 의사 선생님이 알려주실 거야.

입 기타 등등

사춘기 동안 네 입속에서는 많은 일이 일어날 거야. 먼저, 남은 유치가 모두 빠지고 영구치가 날 거야. 영구치를 잘 관리한다면 네 미소는 네 미래처럼 밝게 빛날 테지. 이 시기에 몇 년 동안은 치아와 잇몸 그리고 혀에 세균이 증가해. 이건 정상이야. 몇몇 박테리아는 해롭지만, 대부분은 실제로 해롭지 않아. 어떤 박테리아는 오히려 도움이 되기도 해.

특정한 종류의 박테리아는 제거하지 않으면, 그 수가 불어나고 자라서 음식 입자와 결합해 치태라고 부르는 필름을 만들어. 치태는 잇몸 질환을 일으키는 치석으로 굳어질 수 있어서 좋지 않아. 그리고 설탕과 결합해서 충치의 원인이 되는 산을 만들어 낸대. 다시 말해서 잇몸 질환과 충치를 예방하려면 치태를 없애야 해.

    매일 양치질과 치실질을 하자꾸나. 치과 의사 선생님들에 따르면, 최소 2분, 하루에 두세 번은 양치질해야 한대. 양치질한다고 치아 사이와 잇몸 아래, 치아 아래의 치태가 모두 제거되는 건 아니야. 치아 교정기를 낀 친구들은 어떻게 해야 할까? 이를 닦고 교정기를 관리하는 방법을 잘 알아두고 실천해야겠지? 네 치아를 누구보다 가장 신경 쓰는 담당 치과 교정 전문의에게 구체적인 방법을 문의해봐. 친절하게 알려주실 거야. 그 방침에 따라 치아와 교정기를 관리하면 돼. 적어도 하루에 한 번 치아 사이를 치실질을 해야 한다는 걸 기억해. 습관을 들이기 어렵다면, 칫솔 옆에 치실을 두는 것으로 시작해봐. 시간이 지나면 또 하나의 위생 습관으로 자리잡을 거야. 치아 관리가 싫다고? 웃으면서 견디는 수밖에, 친구.

    자, 여기서 네 변화하는 몸을 건강하고 깨끗하게 유지할 수 있는 마지막 한 가지 방법에 대해 말할게. 바로 손 씻기야! 촉각, 특히 손으로 느끼는 감각은 인간의 경험 중 가장 흔하고 중요해. 넌 이제 어린아이가 아니니까, 손을 입속에 넣거나 손가락을 콧속으로 넣진 않겠지. 세균을 없애려면 하루에 여러 번 30초 정도 손을 씻어야 해. 네 손을 깨끗하게 하기 위해 손톱깎이로 손톱을 자주 다듬는 방법을 배워야 하고. 손톱은 물어뜯지 마! 보기 좋지 않기 때문만이 아니야.

  이 모든 것은 우리가 이 장에서 논의했던 많은 것, 즉 여드름, 눈과 귀의 감염, 치아 건강 등을 관리하는 데 도움이 된단다.

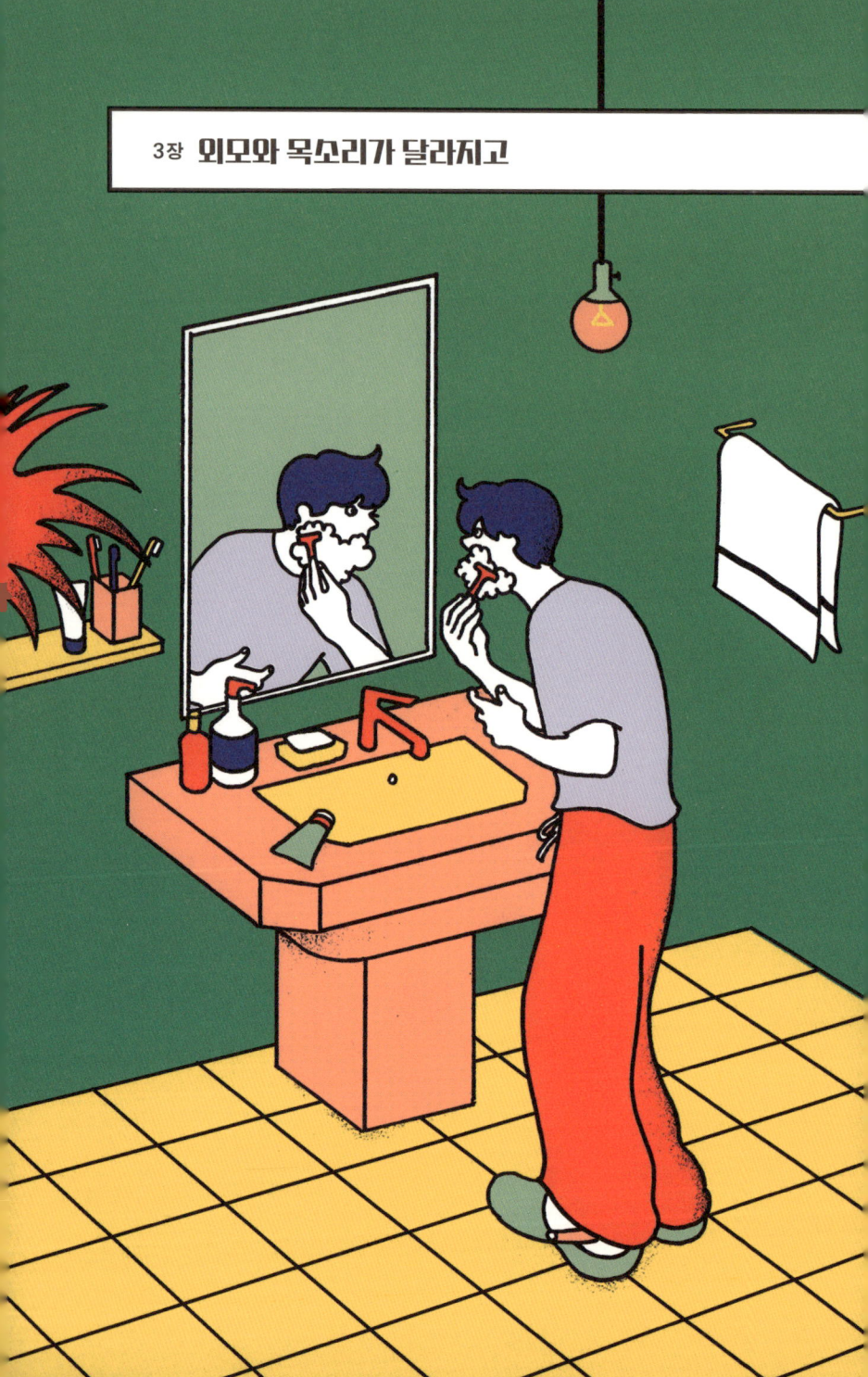

Looking and Sounding Older

사춘기 내내 2차 성징을 포함해 네 몸에 많은 변화가 생길 거야. 생식기, 즉 음경과 고환의 변화를 1차 성징이라고 해. 4장에서 더 깊게 다룰게. 반면에 2차 성징은 사춘기에 변화하는 다른 모든 것을 이야기해.

키와 몸무게 외에도 사춘기 남자아이들에게 일어나는 두 가지 큰 외형적인 변화가 있어. 바로 목소리가 굵어지고 몸에 털이 나는 거야. 네 얼굴과 네 목소리에서 분명한 변화를 느끼게 될 거야. 다른 사람들이 너의 변화를 알아차리고 너에게 뭐라고 말할지도 몰라. 가족과 친구들이 널 해치려는 게 아냐. 네가 성장한 걸 알아보는 거야. 그러니 괜찮아. 2장에서 말했듯이 다음의 두 문장을 염두에 두고 자주 반복하길 바라. 변화는 좋다! 아는 것이 힘이다!

너의 외모와 목소리가 성장하고 성숙해지면서 얼굴의 털 같은 것들을 어떻게 관리해야 할지, 사람들 앞에서 어떻게 말해야 할지 궁금할 테지. 이 장에서는 네 몸에 관해 알아야 할 사항들을 강조할 게. 니가 자신감 있게 외적인 변화를 받아들일 수 있도록 도와줄 거야.

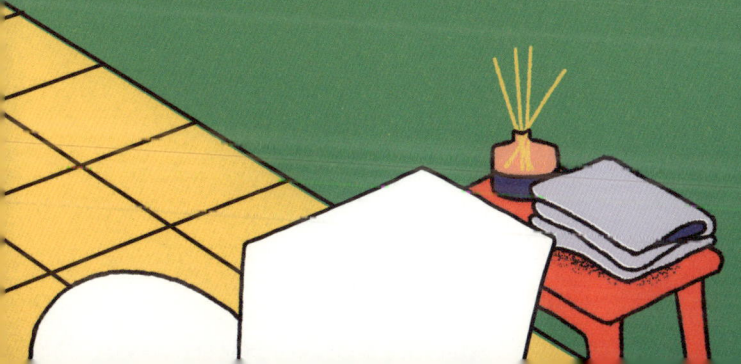

면도할까, 말까?

외관상의 변화는 순서가 다양하게 나타날 수 있어. 우선 집중해서 살펴볼 건 얼굴의 털이야. 어릴 적에 난 솜털들이 두꺼워지기 시작할 거야. 코 아래, 그리고 턱의 털과 구레나룻까지 말이야. 털들은 점점 주변으로 퍼질 거야. 몇몇 소년은 얼굴 털이 전체적으로 고르게 자라지만, 많은 소년은 그렇지 않아. 다 자라는 데 수년이 걸릴 거야. 얼굴에 새로운 털이 드문드문 많이 날 거고. 콧수염이 먼저 조금 생기거나 구레나룻이 더 길게 자라거나 턱과 목에도 털이 날 수 있어. 문화와 종교에 따라 체모를 깎는 것이 허용되지 않을 수 있지. 얼굴의 털을 관리하는 여러 가지 방법이 있는데, 네가 원하는 걸 고르면 돼.

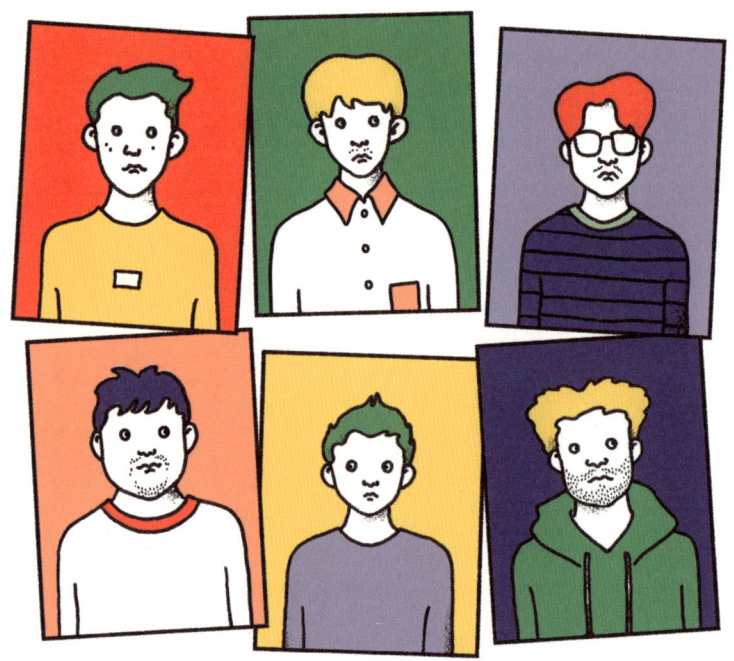

코 아래와 턱, 귀밑으로 털이 나고 솜털이 두꺼워지기 시작한다.
사람에 따라 얼굴 털이 전체적으로 고르게 자라기도 하지만 드문드문 나기도 한다.

일반적인 생각과는 달리, 면도한다고 털이 더 빨리 자라거나 혹은 더 두껍게 자라지는 않아. 면도기를 사용한다고 털이 더 많아지는 것도 아니고. 사춘기에는 얼굴의 털이 다 자랄 때까지 면도가 필요하지 않아. 면도날은 날카로우니까 조심하렴!

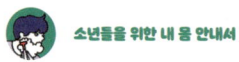

이런 결정, 저런 결정

면도기는 종류가 많아. 상표도 많고. 다른 제품과 마찬가지로 면도기 회사들은 자신의 제품이 최고이며 너에게 꼭 필요한 거라고 광고할 거야. 면도기 칼날이 1개나 2개가 달린 것부터 4개 또는 5개가 달린 것까지 있어. 면도용 크림, 면도용 젤, 면도 후에 바르는 로션이 있어. 얼굴 털을 위한 작은 빗과 붓도 있고. 결국 너에게 어떤 제품이 잘 맞는지가 중요하겠지. 널리 광고하지 않는 제품도 써볼 만해. 똑같거나 유사한 제품을 더 싸게 판매하니까. 아버지나 보호자, 형 또는 친구들에게 어떤 제품이 좋은지 조언을 구하는 것도 좋아. 몇 가지 다른 제품을 써 보면 너에게 잘 맞는 제품을 찾을 수 있을 거야.

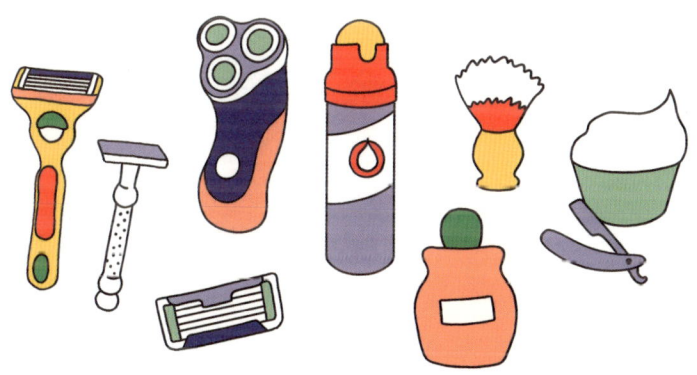

면도할 때 사용할 수 있는 제품들. 칼날이 여러 개 달린 면도기에서부터 전기면도기, 면도용 크림, 면도용 젤 등 그 종류가 다양하다.

면도를 시작할 땐 일반적으로 이중 날로 된 면도기가 좋아. 면도가 잘 되거든. 네 얼굴에 어떤 제품이 잘 맞는지 확실히 알기 전엔 비싼 걸 사지 마라. 면도 크림은 보습을 위한 거야. 그러니 네가 그걸 선택해도 되고, 아니면 따뜻한 물로 면도하는 것처럼 좋은 방법을 찾아도 돼. 어떤 사람들은 세면대에서 면도 크림과 따뜻한 물로 면도하기도 하고, 어떤 사람들은 샤워할 때 면도를 하기도 해. 수증기가 모공을 열고 털을 촉촉하게 해주거든. 어느 방법이든, 놓치는 부분이 없도록 거울이 필요할 거야. 네가 원한다면 샤워기에 작은 거울을 달 수도 있어.

면도는 어떻게 해?

네 얼굴 털이 자라는 방향을 찾아야 해. 잘 모르겠으면, 손가락으로 네 얼굴 여기저기를 여러 방향으로 더듬어보렴. 네 손가락과 손톱에 저항이 가장 적게 느껴지는 방향을 찾으면 돼. 그 방향으로 면도해야 해. 이걸 정방향 또는 순방향 면도라고들 하지. 대부분 위에서 아래로 면도해. 귀밑에서부터 턱을 지나 목으로, 코에서 입술로, 입술에서 턱으로, 그리고 목에서 셔츠 깃 쪽으로 말이야. 종종 턱과 목에서 털이 양쪽에서부터 약간 옆으로 비스듬하게 나기 때문에, 턱뼈를 따라 귀 쪽으로, 목젖에서부터 목 옆으로 결을 따라 면도해야 해.

젤이나 크림을 사용한다면, 먼저 얼굴에 펴 발라서 촉촉하게

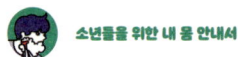

만들어야 해. 건조한 상태에서 면도하면 털을 잡아당기게 되어 꽤 아플 거야. 또 네 피부를 자극할 테고. 면도할 부위에 면도 크림을 얇게 펴 발라봐. (면도 크림으로 하얗고 거대한 수염을 만들고 싶은 충동과 싸워야 할 거야. 좋아, 딱 한 번만 해봐.) 만약 비누와 물만으로 면도한다면, 얼굴이 촉촉해질 때까지 몇 분 시간을 들이렴. 그런 다음 면도를 시작해야 해. 면도하기 전에 따뜻한 물에 적신 수건을 얼굴에 대기도 해.

면도날에 충분히 압력을 가해서 피부를 깎아내는 일 없이 털만 깎아야 해. 너무 부드럽게 하면 털을 깔끔하게 깎는 대신 실제로는 털을 잡아당기게 돼. 아프겠지? 특히 털이 많아졌거나 면도한 지 오래됐거나, 유난히 털이 많은 부분을 면도할 때는 여러 번 밀어야 할 거야. 한 번 밀 때마다 면도날을 물에 헹구거나 세면대 측면에 대고 두드려서 면도날에 남은 잔털을 제거해야 해. 그러면 면도날이 잘 들 거야.

일단 결대로 정방향 면도를 했다면, 결 반대로 하는 역방향 면도도 해볼 수 있겠지. 손잡이가 위로 가도록 면도기를 거꾸로 들고 아래에서 위쪽으로 면도하는 거 말이야. 이렇게 하면 피부에 더 가깝게 털을 싹 잘라낼 수 있지만, 피부에 상처가 생길 확률이 더 높아져. 털이 표피 아래로 들어가 돌기나 내생모▶가 되거든. 그럼 아주 고통스러워. 아프기도 하지만 여드름같이 생긴 돌기들은 시간이 지남에 따라 영구적인 흉터가 될 수도 있어.

면도 후에 피부에 상처가 생겼니? 며칠은 면도하지 말고 새로운 방법을 시도해봐. 결대로 면도한 후에 멈추고 얼굴이 어떻게 반응하는지 살펴봐. 특히 주름과 접힌 부분이 많은 목에는 면도 후 피부에 상처가 생기는 일이 흔해. 피부가 민감한 곳이거든. 면도할 때 면도 크림을 사용하면 도움이 될 수 있어. 조언이 필요할 때 항상 신뢰할 수 있는 어른한테 여쭤봐.

전기면도기도 여러 선택지 중 하나야. 어떤 아이들은 성공적으로 사용하는 반면, 또 어떤 아이들은 이걸로 면도했을 때 피부에 상처가 더 많이 생긴다고 하기도 해. 다시 말하지만, 네가 직접 해봐야 너에게 가장 좋은 게 뭔지 알 수 있어. 용돈이 넉넉하면 시험 삼아 다양한 종류를 써보고 고르는 것도 좋아. 확신이 서지 않으면, 간단한 면도기와 따뜻한 물로 시작해도 완벽해.

면도 습관이 자리 잡으면, 뒤처리까지 깨끗하게 하렴. 세면대 옆 잔털을 씻어내고 배수구 아래로 내려보내야 해. 다음 가족 구성원을 위해 세면대나 샤워기를 깨끗하게 사용해야 하고. 그럼 모두가 네 깨끗하고 능숙한 면도 습관을 칭찬할 거야. 윈윈이지, 친구.

▶ 옮긴이 주: ingrown hair, 피부 겉으로 나오지 못하고 피부 표면 안쪽으로 말려 자라나는 털을 말합니다.

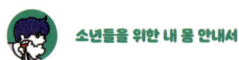

● 숫자에는 힘이 있어! ●

언제 어떻게 면도를 시작하는지는 사람마다 달라. 평균적으로 만 16세 전에 자기 얼굴에 수염이 나. 몇몇 남자아이들은 중요한 사건이라 여기지만, 또 어떤 남자아이들은 별일이 아니라고 여긴대. 네가 흥분하건 짜증 나건 관심이 없건 다 괜찮아. 곧 너에게 닥칠 일을 먼저 겪은 몇몇 남자들의 면도에 대한 기억을 살펴보자.

"내 친구들은 전부 면도를 했던 거로 기억하는데, 나만 수염이 전혀 나지 않았어. 한 친구가 내게 면도를 하면 수염이 날 거라고 해서 그렇게 했지만 효과가 없었어. 난 20대에 수염이 많이 나기 시작했어. 그리고 내가 정말 수염을 싫어하는 걸 알게 됐지. 어떤 것도 서두를 필요가 없더라구."

– 칼 C.

"나는 반 친구들보다 먼저 수염이 다 나고 말았어. 몇몇 친구들은 부러워했지만, 다른 친구들은 나에게 면도하라고 했지. 내 부모님과 내 주변 환경 때문에 만 16세가 될 때까지 면도하지 않았어. 난 곧 수염에 익숙해졌고, 반 친구들도 마찬가지였어. 자라는 동안 수염이 내 모습의 일부가 됐어."

– 사진 S.

"난 특별히 털이 많은 편이 아니어서, 친구 중에 내가 제일 나중에 면도할 거라 생각했어. 심지어 지금도 구레나룻이나 턱수염을 평생 못 길러볼 것 같아! 어렸을 땐 걱정이었지만, 지금은 사람마다 털이 다양하다는 걸 알게 됐어. 괜찮아."

– 앤디 M.

가슴 털과 또 다른 가슴 변화

체스에 대해 들어본 적 있을 거야. 음, 사춘기는 시합 중인 체스판과 비슷해. 우리 몸에서도 특히 가슴을 중심으로 많은 변화가 일어나거든. 얼굴에 수염이 나는 것 외에 소년의 가슴을 중심으로 다른 외형적인 변화가 생길 거야. 사람들 눈에 띨 정도로 말이야. 상체의 근육조직, 즉 흉근이라 부르는 가슴 상부 근육이 강해지고 커져. 넌 더 커진 가슴근육에 잘 어울리는 더 넓은 어깨를 만들고 싶을 거야. 시간이 걸리는 일이니까 하루아침에 팔굽혀펴기를 100번 연속으로 할 수 있는 마법이 일어날 거라 기대하진 마라. 가슴근육의 강도와 크기는 유전의 영향을 받지만, 네가 활동적인 운동을 하고 제대로 먹고 충분히 잔다면, 네 몸을 발달시키는 데 도움이 될 거야. 이 주제에 대해서는 5장에서 더 다뤄보자.

가슴에 털이 나고

앞서 언급했듯이 이제 체모가 더 두꺼워지고 더 거칠어질 거야. 상체에 털이 조금 날 거고. 가슴 정중앙에서 시작해서 유두와 배꼽 근처 여기저기에서 종종 털을 보게 될 거야. 수염과 마찬가지로, 남자아이들은 만 16세쯤에 가슴 털이 나. 하지만 청소년기가 끝나고 심지어 20대가 되어서도 털이 완전히 나지 않을 수도 있어. "가슴에 털이 날 거야"▶라는 말이 있는데, 무언가 어려운 일을 해내면 진짜 남자가 된다는 우스갯소리일 뿐이야. 네가 용기를 내거나 새로운 일을 시도할 때마다 가슴에 털이 한 올씩 자라는 건 아니야. 신체적으로 정신적으로 강인하다는 건 좋은 특성이지만, 그러한 것들이 남성성을 규정하는 건 아니야. 신사나 어른이 된다는 건 네가 네 감정과 조화를 이루는 걸 의미한단다. 감정에 관해서는 6장에서 더 다룰게.

어른이 되고 나서 자신의 가슴 털을 손질하는 사람들이 있지만, 자연스럽게 내버려두는 사람도 있어. 개인의 선호에 따라 선

▶ 옮긴이 주: It'll put hair on your chest. 가슴에 털이 나면 남자다워 보인다는 인식하에, 남자들 사이에서 농담처럼 쓰이는 말입니다. 예를 들어 "독한 술 마셔봐. 가슴에 털이 날 거야." 식이죠. 의역하면 이런 뜻이에요. "너를 더 남자답게 만들어줄 거야."

택하면 돼. 어느 쪽이든 건강하고 깨끗하게 관리할 수 있어. 가슴 털을 씻는 건 쉬워. 앞서 겨드랑이 털을 씻을 때 이야기했듯이 샤워할 때 같이 하면 돼. 가슴 털을 다듬을 때는 주의하렴. 수염 깎는 것과 마찬가지로 가슴에도 면도 후에 상처가 생길 수 있기 때문이야. 몸에 난 털도 다듬거나 면도한다고 해서 더 굵은 털이 나거나 더 길게 자라거나 하진 않는다는 걸 기억하렴. 머리카락과 달리 체모는 길이가 짧아. 체모를 깎는다고 두께나 길이, 색깔이나 성장률이 크게 바뀌진 않을 거야. 물론 그럴 필요도 없고. 네 털은 이미 결정되어 있어.

> ● 재미있는 사실! ●
>
> 사춘기 이전 남자아이들에게 얼굴과 가슴, 복부에 솜털이라 부르는 가는 털이 나. 사춘기가 시작되면 이 털이 성숙한 털이 되면서 점점 더 길어지고 굵어져. 하루에 약 100개의 털을 잃고 교체하는데, 그중 대부분은 두피의 머리카락이야.

음, 유두는 왜 있을까?

지금쯤 너는 너만 사춘기를 겪는 게 아니라는 걸 확실히 깨달았을 거야. 수백만 명의 남자아이들이 청소년기를 통해 사춘기 여정을 항해하고 있을 뿐만 아니라, 여자아이들도 겪고 있어. 사실

여자아이는 종종 남자아이보다 더 일찍 사춘기를 시작한단다. 잘 알다시피, 모든 사람은 달라. 키 큰 여자아이와 키 작은 남자아이, 통통한 남자아이와 마른 여자아이를 봐. 몇 년 사이에 뒤집히고 서로 달라지는 많은 다른 점을 볼 수 있어. 이러한 변화 중 많은 것은 남녀 성 특징에 의해 다르게 나타나.

그러나 어떤 건 모든 사람에게 비슷하게 나타나지. 우리 모두 인간이기 때문이야. 자궁 안에서 태아가 자랄 때부터 유전자 코드의 성장 청사진은 비슷하기 때문에, 사람들은 누구나 유사한 신체 구조를 가지고 있어. 그 좋은 예가 바로 유두야. 남자들은 임신하거나 수유하지 않으니, 사춘기 남자아이의 가슴과 유두의 발달과 기능은 여자아이와는 전적으로 달라. 그렇긴 해도 여자아이들이 가슴과 유두에 변화를 겪는 것처럼, 남자아이들도 유두와 가슴 조직에서 약간의 변화를 겪는단다.

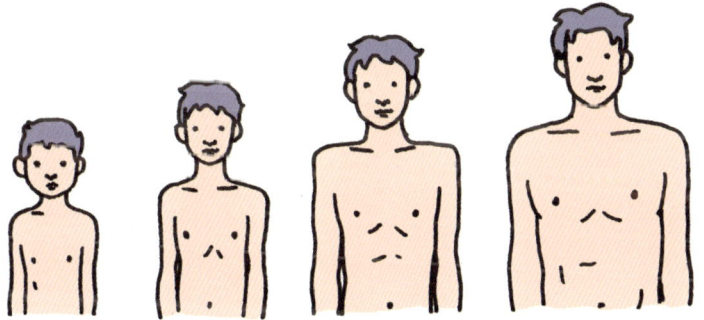

가슴과 유두는 몇 달 또는 몇 년에 걸쳐 발달한다.

사춘기 남자아이들의 경우, 유두 뒤 가슴 조직이 약간 단단해지고 몇 달 또는 몇 년에 걸쳐 커질 거야. 유두가 더 민감해질 수 있어. 이걸 여성형 유방이라고 하는데, 사춘기 동안 한쪽 또는 양쪽 유두에서 흔히 볼 수 있어. 호르몬의 변화가 여성형 유방의 원인이래. (테스토스테론을 기억하니? 음, 화학적으로 자매 격 호르몬인 에스트로겐 때문에 일어나는 일이란다.) 부어오른 유방 조직은 대부분 치료 없이 가라앉는데, 짧게는 6개월 길게는 2년 정도 시간이 걸릴 수 있어. 이 시기에 체지방이 과다하면 가슴이나 유두가 더 커 보일 수 있어. 여성형 유방이 걱정되면, 의사 선생님한테 확인해봐.

자가 검진

차이를 확인하기 위해 자가 검진이라는 말을 사용하려고 해. 자가 검진이란, 말 그대로 자기 몸을 검사하는 것, 특히 변화를 확인하는 거야. 이 책을 읽고 있는 넌 참 똑똑한 아이야. 사춘기의 정상적이고 자연스러운 변화가 어떤 것인지 아는 건 중요하거든. 건강과 질병을 어떻게 점검해야 하는지 아는 것도 대단히 중요해.

자가 검진은 심장 박동 수를 확인하거나, 치아와 잇몸을 검사하거나, 큰 사마귀나 건강에 좋지 않은 발진이 있지는 않은지 피부를 확인하는 것처럼 간단한 것들이야. 자가 검진은 매일 샤워

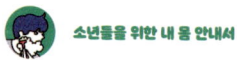

전이나 후 또는 양치를 하는 동안 빨리 끝낼 수 있어. 몇 가지 간단한 질문을 알려줄게. 이유 없이 아픈 데는 없나? 불편하거나 이상하다고 느끼는가? 자가 검진할 때 스스로 물어보렴.

4장에서 다시 자가 검진에 대해 다룰 거야. 벨트 아래의 사춘기 변화를 확인하고 고환을 건강하게 유지하는 방법을 알아볼 거야.

변성기가 찾아오고

다른 사람들이 쉽게 알아채는 남자아이들의 외형적인 변화가 또 있어. 바로 목소리야. 목소리가 달라지면, 외모도 달라 보이잖아. 이럴 때 답답하고 짜증 날 수 있지만, 목소리에서 힘이 느껴지고 어쩌면 흥분될 수도 있어. 목소리가 굵어지면, 사람들은 널 청년이 된 것처럼 대할 거야. 그렇다고 해서 실제로 스스로를 어른 같다고 느껴야 한다는 건 아니야. 또 어른스러워 보이려고 자신을 완전히 바꿀 필요가 있다는 걸 의미하지도 않고. 어릴 적부터 지금껏 즐기고 있는 취미가 있지? 다 큰 것처럼 느껴진다고 해서 네가 좋아하던 장난감이나 다른 관심사들을 버릴 필요는 없어. 관심사란 있다 없다 하는 거니까. 그 모든 것을 통해 네가 되는 거야. 아무도 너였던 적이 없고, 누구도 너일 수는 없으니까.

사춘기에 목소리가 변하면 혼란스러울 수 있어. 네 목소리가 고음과 저음 사이를 약간 왔다 갔다 할 거거든. 몇 가지 네가 알아두어야 할 것들을 명확히 하자.

목젖이란?

목구멍 가운데에 있는 후두에는 연골 외벽이 있는데, 이걸 '목젖'이라고 해. 사춘기에 남자아이들은 목젖이 자라. 후두가 커지고 목소리가 굵어질 거야. 우리가 혀와 입술과 이로 단어를 만들면 실제로 성대가 조이고 더 가까이에서 움직여서 소리가 나거든. 폐에서 나온 공기가 성대 사이에 모이고 진동을 일으켜 목소리를 만들어내는 거야.

갈라지는 목소리

후두와 주변 조직이 자라면서 남자아이의 목소리는 변해. 저음을 들락날락하며 갈라지는 소리를 낼 거야. 대개 만 13세까지 그럴 거야. 후두는 계속 자라는데, 일반적으로 만 16세가 되면 남자 어른의 목소리가 돼. 그전까지 몇몇 통제 불능의 우여곡절이 예상되는구나. 갈라지는 목소리를 관리하는 간단한 방법 몇 가지를 알려줄게. 체육이나 음악 시간 또는 동아리 활동에서 중요한 연설이나 대화를 해야 할 때에 유용할 거야.

첫 번째는 준비 단계야! 한동안 침묵한 후에 첫마디를 내뱉을 때 놀랄 만큼 고음의 목소리가 나올 수 있어. 사람들 앞에서 말하기 전에, "흠" 하고 소리를 내서 목을 조금 정리해봐. 가수가 노래 부르기 전에 준비하는 것처럼 낮은음부터 중간 음까지 소리를 내보렴. 너무 오랜 시간을 들이거나 너무 많이 주목받지 않도록 하고. 사람들이 눈치채지 못하게 단 몇 초 만에 끝내면 돼. 목소리가 갈라지는 걸 줄이는 또 다른 방법은 말할 때 목구멍으로 공기가 충분히 흐르도록 하는 거야. 큰 소리로 말해야 하거나 많은 사람 앞에서 말할 때는 조금 더 압력을 가해봐. 압력을 주지 않고 조용하게 말할 때 목소리가 많이 끊어지거든.

이렇게 준비해도 네 목소리가 갈라지는 걸 막을 거라 보장할 순 없어. 만약 그런 일이 생겼을 때 어떻게 하면 좋을까? 가장 좋은 건 바로 유머 감각을 발휘하는 거야! 상황을 재미있게 만드는 법을 배워봐. 목소리가 갈라졌을 때 생기는 당혹감을 줄이는 데 크게 도움이 될 거야. 조금 껄껄 웃으면서, "미안해. 내 목소리 너 줄게!"라고 하면 돼. 숨기려고 해도 소용없으니, 몇 가지 재치 있는 농담을 생각해두자. 모두에게 네가 멋진 목소리를 가진 훌륭한 사람으로 성장하고 있다는 걸 알리는 거야. "이런! 나 깨지고 있어"라거나 "방송 사고가 발생했습니다!"라고 해봐. 만약 누군가 정말로 거슬려 한다면, 솔직하지만 정중하게 말할 수 있어야 해. "저기, 별일 아니잖아. 난 그냥 변성기라고"라며 웃고 넘어가면 돼.

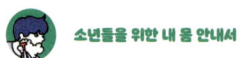

좋은 목소리란?

너의 다른 면들과 마찬가지로 결국 네 목소리는 유일무이해질 거야. 네 말투는 언어적·지리적 위치와 가족, 친구들의 영향을 받을 거야. 하지만 네 목소리는 오직 너만이 낼 수 있어. 고음일 수도 있고 저음일 수도 있어. 단어를 발음하는 음색과 표현 방식인 억양 모두 다양할 거야. 역사상 훌륭한 연설가 중 많은 사람이 목소리가 특이했고, 또 그중 많은 이가 자신의 언어장애를 관리했대. 목소리에는 매우 강력한 힘이 있어. 단순히 어떻게 표현하는지에 따라 다른 사람을 치켜세울 수도 끌어내릴 수도 있어.

청소년기 내내 훌륭한 성장이란 정신적·사회적 건강을 챙기는 거라는 걸 염두에 두자. 6장에서 어려운 상황을 해결하고, 자신의 감정을 관리하며, 다른 사람을 정중하게 대하는 방법에 대해 알아볼 거야. 그러니 걱정하진 마.

4장 벨트 아래 Below the belt

친구, 이제 때가 왔어. 벨트 아래에 대해 이야기를 해보자구. 우린 사춘기 동안 '거기 아래'에서 일어나는 몇 가지 변화에 대해 알아보았어. 이제 넌 모든 세부 사항을 알 자격이 있지. 청소년기 여정에서 건강하고 안전하게 지낼 방법을 말이야. 남자아이의 외부 생식기관을 생식기, 성기 또는 외음부라고 해. 음경과 음경 아래, 뒤에 붙어 있는 두 개의 둥근 장기인 고환을 포함하지. 많은 속어 대신 정확한 용어를 사용할 거야.

다른 사람들이 알아볼 수 있는 외관상의 변화와 달리, 생식기 변화는 개인적이고 사적인 영역이야. 네 생식기 변화는 정말 너만 보고 너만 느낄 거야. 어떤 면에서는 꽤 괜찮아! 모든 남자아이는 생식기관의 성장에 관해 남에게 간섭받지 않을 권리가 있어.

음경과 고환, 그리고 관련 신체 부분의 1차 성징은 학교나 집에서 배웠을 거야. 하지만 여전히 너에게 질문 몇 가지가 남아 있을 수 있어. 그래서 네가 이 책을 집어 든 것일 테고. 호기심이 생기는 건 정상이야. 우리 다시 한번 말해보자. 아는 것이 힘이다! 사춘기 변화에 대해 배우는 건 언제나 유익할 거야. 자, 일반적인 질문과 꼭 필요한 주제로 생식기 깊숙한 부분까지 파헤쳐보자.

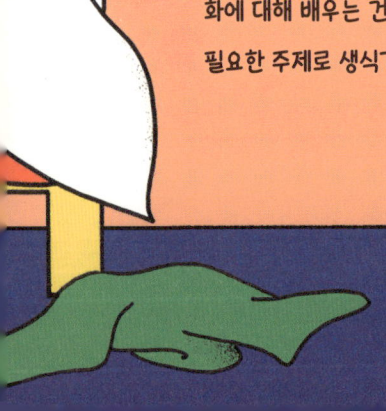

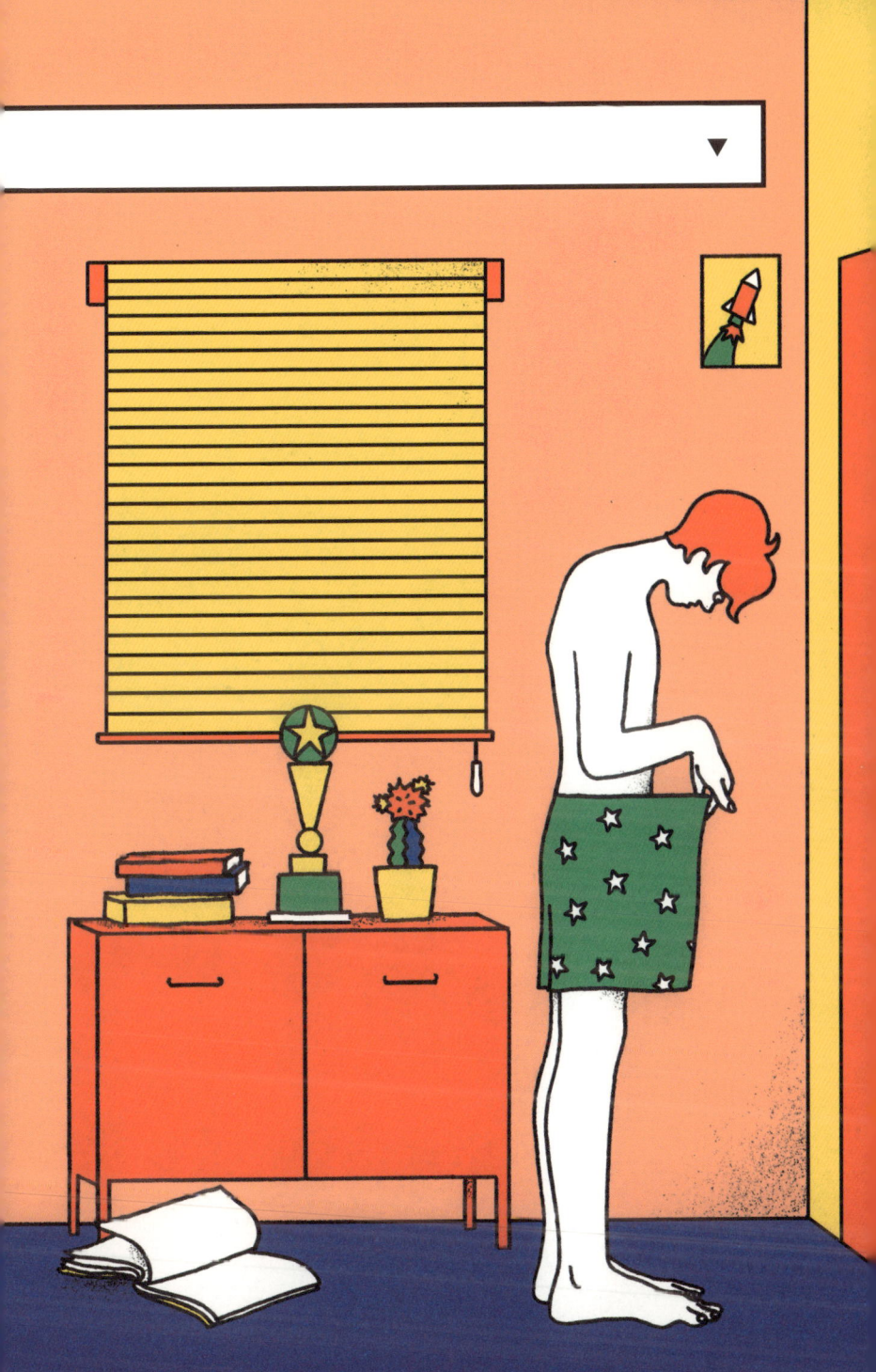

거기 아래에 털, 음모

 2장 털 관리 부분에서 음모에 관해 조금 이야기했지. 앞서 언급했듯이, 음모는 유전자의 영향을 크게 받아. 일반적으로 눈썹이나 겨드랑이 털처럼 체모와 같은 색이야. 색깔과 종류, 양에 상관없이 음모를 깨끗이 유지하면 사춘기를 거쳐 성인이 되어서도 도움이 될 거야.

 사춘기에 일어나는 다른 모든 일과 마찬가지로, 음모의 발달 또한 남자아이마다 서로 다를 거야. 치골은 배꼽과 음경 사이 피부 아래에 있는 단단한 부분이야. 허벅지 주름에 가까운 치골 옆에서 미세한 털이 나기 시작하는 걸 보거나, 몸에 가까운 음경의 뿌리 부분에서 굵은 털이 나는 걸 볼 수 있을 거야. 고환이 들어

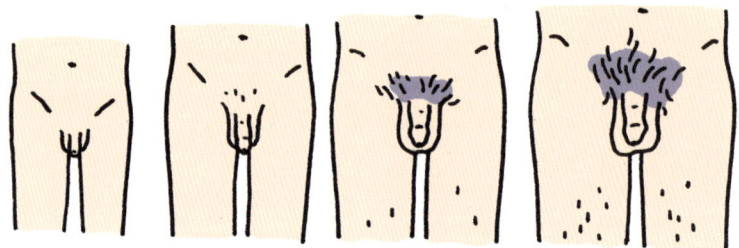

생식기와 음모의 발달은 사람마다 다 다르다.
음모는 보통 만 12세 전후에서 만 17~18세까지 자란다.

있는 음낭에도 드문드문 털이 돋아나는 걸 보게 될 거야. 만 12세 전후로 음모가 나기 시작해 만 17세나 만 18세까지 계속 날 거고. 성인이 되기까지 고환 아래, 엉덩이 위와 아래, 꼬리뼈 위에서 털이 자라는 걸 흔히 볼 수 있어.

샤워할 때 몸의 다른 털을 씻는 것처럼 음모도 그때 문질러서 씻으면 돼. 일반적으로 음모는 곱슬곱슬해. 종종 인종과 유전의 영향을 받아. 다른 털에 비해 피부에 더 가깝게 딱 붙어 있어서 반드시 비누나 샴푸를 피부 가까이에 대고 문질러야 해. 잘 씻으면 박테리아 수를 줄일 수 있고 냄새나는 걸 막아줄 거야. 피부를 가렵게 만드는 모공 자극도 줄여줄 거야.

위생과 청결에 신경 쓰지 않으면 '완선'에 걸릴 수 있어. 이 질병은 곰팡이가 원인이야. 곰팡이는 따뜻한 환경에서 번식하기 때문에 운동선수에게 자주 생겨. 몸에 꼭 맞는 젖은 옷을 입어서 축

축해진 피부는 곰팡이가 생기기 딱 좋은 환경이거든. 완선은 자극성 발진인데, 생식기와 허벅지 안쪽, 심지어 엉덩이 주름 사이에 생겨. 정기적으로 음모를 잘 씻으면, 발진의 위험을 크게 줄일 수 있어.

음모는 가슴 털과 똑같이 손질하면 돼. 성인이 되면 몇몇 남자들은 음모를 손질하는 반면, 어떤 남자들은 그대로 둬. 손질하는 이유는 단지 몇 가지뿐이고, 대부분은 단순히 개인적인 선호에 지나지 않아. 음모를 꼭 다듬을 필요는 없어. 음모가 너무 길어서 속옷이나 국부 보호대나 옷에 껴서 엉키거나 당겨진다면, 작은 체모용 가위로 자르면 돼. 음부를 면도한 후에는 상처가 생길 가능성이 더 크니 주의하자꾸나. 속옷의 고무 밴드가 누르는 치골이나, 허벅지 주름과 음낭처럼 피부와 피부 접촉이 일어나는 따뜻한 곳에서 자극이 쉽게 일어날 수 있어.

생식기의 변화

 사춘기가 막 시작되면 생식기가 조금 커져. 하지만 눈에 띄진 않을 거야. 일반적으로 큰 변화는 만 13세나 만 14세에 관찰할 수 있어. 하지만 만 18세 이상의 어른의 몸으로 성장하는 데 가속도가 붙기 전엔 때때로 변화가 조금 느려질 수 있어. 먼저 고환이 커져. 고환은 '공' 모양이 아니라 타원형에 가깝다는 걸 기억해, 친구.

 사춘기가 시작되고 호르몬이 분비되면 고환은 주요 기능을 하기 시작해. 고환은 정자를 만드는 역할을 해. 정자는 사람의 DNA가 들어 있는 아주 작은 세포야. 1장의 내용을 떠올려보렴. DNA는 유전자 코드를 포함하고 있어. 유전자는 너를 너답게 만드는 우리 몸의 대장이야. 정자는 생식을 위한 세포인데, 이 장의 조금 뒤에 자세하게 다루고 있어. 고환 위에 부고환이 붙어 있는데, 성숙한 정자가 이 부고환에서 일시적으로 저장되었다가 가느다란 관을 타고 몸 안으로 올라가는 거야. 고환은 항상 매우 민감하니까 잘 보살펴야 해. 어떻게 관리해야 할지는 다음 장에서 자세하게 이야기하자.

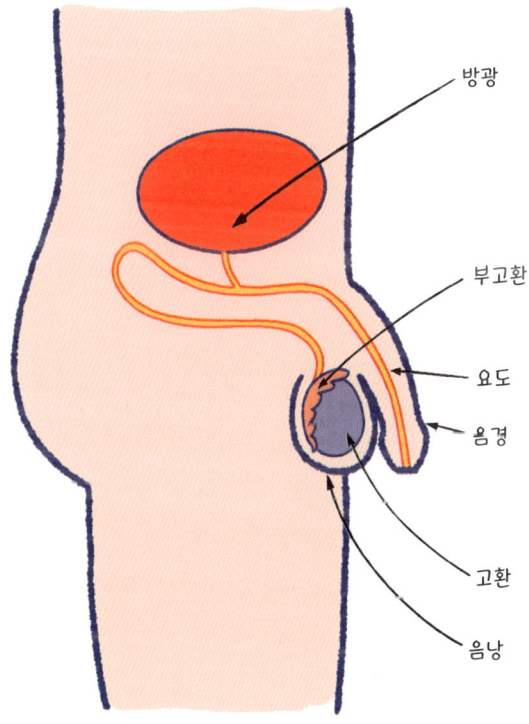

남자아이의 몸은 고환을 보호하는 시스템을 갖추고 있어. 음낭은 고환과 연결된 부분을 포함하는 피부 주머니야. 음낭은 만 13세나 만 14세가 되면 커지고 두꺼워져. 생식기는 시간이 지나면서 모든 부위의 피부색이 더 진해질 거야. 정자세포가 잘 자라려면 매우 특정한 온도가 유지되어야 해. 우리의 정상 체온이 36~37도 정도라는 걸 알고 있을 거야. 정자를 만들어내려면 일반적으로 체온보다 4도 정도 낮아야 하거든. 고환이 몸 밖에 있는 이유야. 반대로 여성의 생식을 위한 장기는 몸 안에 있어. 음낭의 피부는 고환을 몸 가까이 끌어올려 따뜻하게 하거나 고환을 식히기 위해 긴장을 풀어 몸에서 떨어뜨리기도 해.

인체는 과학이야. 네 몸이 알아서 하니까 넌 전혀 생각할 필요가 없어. 특히 더운 여름날에 시원한 수영장에서 점프하거나 햇볕을 쬐면서 휴식을 취할 때 알아차릴 수 있을 거야. 혼자 알고 있으면 돼. 네 고환이 어떻게 반응하는지 알릴 필요는 없어.

고환과 음낭이 커지면서 음경도 길어지고 전체적으로 두꺼워져. 고환과 마찬가지로 음경도 만 12세에서 만 13세 즈음에 눈에 띄게 자라서 만 17세에서 만 18세 즈음에 완전히 자라게 돼. 아마 사춘기를 지나는 남자아이들이 스스로에게 묻는 가장 흔한 질문이 "내가 정상인가?"일 거야. 키와 목소리 또는 체모 등 다른 변화에서 그랬듯이 음경의 크기도 걱정이 되겠지. 모든 것이 잘 자랄 거야. 사람마다 사춘기 변화가 다르게 나타날 수 있다는 걸

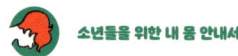

기억하며 스스로 잘 자라고 있다고 확신하길. 이 장의 남은 부분에서 생식기에 관해 더 자세히 알려줄게.

트렁크? 브리프? 드로즈?

"무슨 속옷 입지?"라고 질문하는 건 흔한 일이야. 스스로 자신의 건강을 돌본다는 뜻이잖아. 간단하게 답한다면, 네가 고르면 돼. 트렁크는 헐렁한 반바지 같아. 브리프는 다리를 끼우는 부분에 탄성이 있어서 좀 더 편안하게 감싸줄 거야. 드로즈는 브리프와 비슷하지만, 트렁크처럼 반바지 같아. 어릴 적에 소년들은 종종 브리프를 입지만 사춘기에 접어들면 다른 걸 입기도 해. 네 마음에 드는 걸로 몇 가지를 한 번 입어봐. 아마 속옷에는 소변 보기 편리하도록 중앙에 구멍이 있을 거야. 음경이 그 사이로 빠지지 않도록 구멍이 너무 크지 않은 걸 찾고 싶을 테고. 음경은 민감하니까 속옷을 꼭 입어야 해. 청바지나 거친 소재의 겉옷과의 자극적인 마찰을 피하렴.

좀 더 생각하고 대답을 한다면, 네 고환의 건강을 위해 트렁크를 선택하는 쪽에 손을 들겠어. 정자가 잘 자라기 위해 온도가 중요하다는 사실을 우린 이미 배웠어. 성인 남성이 생식을 원할 때, 건강한 정자가 많으면 아기를 낳을 가능성이 크거든. 꽉 끼는 속옷을 입으면 고환의 온도가 올라가. 고환의 온도가 정상보다 몇 도 올라가면 충분히 성숙한 정자를 만들 수 없어. 결과적으로 정자 수가 줄어들지. 그러니 음낭이 제 역할을 잘할 수 있도록 도와주는 트렁크를 권해.

그렇다고 당장 트렁크를 입어야 한다는 건 아니야. 결국에는 네가 좋아하는 걸 선택할 테지. 하지만 넌 항상 미래의 건강에 주의해야 해. 만약 네가 브리프를 입는다면 한 가지는 고려해야 해. 가능한 한 고환이 숨 쉴 수 있도록 공간을 마련하는 거야. 집에 있을 때는 헐렁한 옷을 입어야 해. 특히 밤중에는 더.

● 보호대를 해야 할까? ●

네가 만약 운동선수라면, 연습할 때 또는 경기 중에 착용하는 보조 기구가 많다는 걸 알고 있을 거야. 뛰고 점프하고 다른 동작을 할 때 음부가 흔들리거나 움직이는 걸 원하지 않을 거야. 예전에는 국부 보호대라는 걸 착용했어. 앞에 지지대가 있고 뒤가 열려 있는 오래된 디자인인데, 보호컵이 있는 것도 있고 없는 것도 있었어. 요즘에는 드로즈처럼 생긴 보호대가 있어서 필요할 때 보호컵을 삽입할 수 있게 되어 있어. 이 보호대는 더 편안하고 땀을 흡수해. 운동하는 동안 속옷이 젖지 않게 해 줄 거야. 몇몇 보조기구들은 세균 번식을 막기 위한 항균 물질이 포함돼 있어. 격렬한 운동을 할 때 보호대가 고환을 편안하고 안전하게 보호해줄 거야. 오래도록 고환을 건강하게 유지하려면 일찍부터 스스로 보호해야 한단다.

발기란 뭘까?

사춘기에 발기가 시작돼. 넌 아마 발기의 여러 단계를 경험하게 될 거야. 발기란 음경에 피가 모여서 단단해지고 몸으로부터 일어서 나온 상태를 말해. 음경이 편안하고 부드러운 상태를 플래시드 페니스라 하고, 음경이 자극받아 서고 흥분한 상태를 발기라고 해. 발기를 비속어로 '보너'▶라고도 하지만, 과학적으로 거기엔 뼈가 없어. 발기는 정상이며, 네 몸의 성장을 돕는 호르몬의 영향 외에 아무 이유 없이 발기할 수 있어. 만약 네가 누군가에게 매력을 느끼거나 어떤 성적인 것을 생각할 때 발기할 수 있어. 발기는 건강한 거야. 하지만 늘 시기적절하진 않아.

대체로 네 음경은 편안하고 부드러운 상태야. 하지만 이런저런 이유로 발기할 수 있어. 발기란 자연스러운 일이거든. 그래도 공공장소에서 눈에 띄어야 할 일은 아니니 걱정거리가 될 수 있겠지. 자, 공공장소에서 발기를 관리하는 방법을 알아보자. 첫째, 학교든 집이든 지금 하는 일에 더 집중한다. 둘째, 아무도 모르게 재빨리 음경을 바지 벨트 쪽으로 쓸이 올린다. 셋째, 핑계를 만들어 화장실로 가서 사태를 진정시킨다. 대부분은 몇 분 안에 괜찮아질 거야. 그래서 발기를 단지 기다리기 게임이라고도 해. 앉아

▶ 옮긴이 주: 원문에서는 '뼈'를 뜻하는 영어 bone에 r을를 붙인 boner를 사용하고 있는데, 이에 해당하는 우리말은 따로 없습니다.

있다가 일어서면 다른 사람들에게 더 잘 보일 수 있어. 주의하렴.

사춘기에 그리고 성인이 되고 나서도 밤중에 발기를 할 거야. 건강해서이기도 하고, 실제로 발기는 수면 주기의 일부분이야. 깊이 잠들어서 꿈을 꾸는 동안에 네 몸과 음부에 혈류량이 증가하기도 하고 감소하기도 하면서 발기를 하는 거야. 성적인 꿈을 꾸지 않고 발기하기도 하고, 성적인 꿈을 꾸면서 발기하기도 해. 또 정자세포가 들어 있는 액체인 정액을 배출할 수도 있어. 이걸 몽정이라고 해. 네 몸이 테스토스테론의 증가를 처리하는 방법이야. 몽정은 건강하고 정상이지만, 소년마다 차이가 있어. 몇몇 소년들은 매주 또는 2주에 한 번 정도로 빈번하게 하지만, 어떤 소년들은 사춘기 내내 몇 번만 하기도 해.

정액은 흰색의 투명하고 소변보다는 점성이 있는 액체야. 정자세포를 살아 있게 하는, 단백질이 풍부한 혼합물이야. 음경의 수축 운동으로 총 1티스푼 정도 소량의 정액이 몸 밖으로 배출되는데, 이걸 사정이라고 해. 사정할 때 남자는 즐거움을 느끼는데, 이걸 오르가슴이라고 해.

복잡하게 들리겠지만 이 모든 신체 기능은 우리 몸이 알아서 한단다. 소변이 나오는 요도라는 관을 통해 정액이 배출되지만, 우리 몸은 과학적으로 밸브라는 작은 문들이 있어서 네가 생각하지 않아도 알아서 일을 처리해. 소변과 사정을 동시에 하진 않을 거야.

소년들을 위한 내 몸 안내서

의도적으로 스스로 발기와 사정을 유발하는 걸 자위라고 해. 자위는 개인적인 공간에서 혼자 하는 거야. 어른이 될 때까지 자기 몸을 알아가는 건강한 방법이야. 자위에 해로운 점은 없어. 하지만 개인적이고 종교적인 신념 때문에 자제하거나 자기 몸을 만지지 않기를 선택하기도 해. 만약 네가 자위를 한다면, 개인적인 공간에서 하렴. 거기 아래의 피부와 조직을 잘 돌봐야 해. 자위하느라 네 삶에 사회적이거나 학업적이거나 그 밖의 다른 활동들이 방해받아서는 안 돼. 항상 삶의 건강한 균형을 유지하렴.

포경수술

사람마다 차이가 있어. 해부학적으로도 그럴 거야. 소년마다 생식기의 생김새가 조금씩 다르며 독특하다는 의미야. 음경의 축을 따라 피부 바깥쪽 층과 음경의 끝부분 위에 있는 피부를 음경 꺼풀 또는 포피라고 하는데, 때때로 외과수술로 이 부분을 제거해. 이걸 포경수술이라고 한단다. 문화와 종교에 따라 태어날 때 또는 태어난 뒤 몇 년 후에 할 수 있어. 모든 소년은 포피를 가지고 태어나고, 포경수술과 상관없이 깨끗하고 건강할 수 있어.

만약 네가 포경수술을 받지 않아서 음경의 끝을 덮는 포피가 있다면, 샤워할 때 그 피부를 부드럽게 당겨서 사이사이를 잘 씻어야 해. 포경수술을 받았다면, 항상 음경 끝부분이 노출돼 있을 거야. 그래도 여전히 매일 포피 주위를 깨끗이 씻어야 해. 특히 소변이 나오는 작은 구멍인 요도는 민감하기 때문에, 비누가 너무 많이 들어가지 않도록 주의하고 잘 헹궈야 해. 요도에 비누가 들어가면 소변볼 때 타는 듯한 통증을 일으킬 수 있어.

만약 소변볼 때 화끈거리거나 최근에 비누로 요도를 씻지 않았는데 따갑다면, 바이러스와 박테리아에 감염되었을 수 있으니 바로 부모님한테 알려서 비뇨기과 병원에 가야 해. 넌 벨트 아래 모든 것이 잘 돌아가길 바랄 테니까.

생식

생식이란 생물이 자기와 닮은 개체를 만들어내는 과정이야. 남자와 여자가 새 생명을 만드는 일이지. 사춘기는 남자아이가 생식할 수 있는 능력을 얻는 시간이야. 사춘기가 끝날 때까지 음경과 고환이 성장을 지속한다 해도, 사춘기가 시작되면 남자아이들은 생식 기능을 할 수 있어. 일단 정자세포를 만든다는 건 생식할 수 있다는 걸 의미하거든. 청소년기에 신체적으로 생식할 수 있다고 해서 정신적으로나 사회적으로 준비가 된 건 아니기 때문에, 소년이 자신의 아이를 낳을 준비가 되었다고 할 수는 없어.

두 사람이 가까워지고 친밀해져서 신체 접촉을 할 때, 성 활동 또는 성관계와 관련해서 항상 현명한 선택을 해야 해. 성별과 개인에 따라 성적 접촉의 유형은 달라. 발기된 남자의 음경을 여자의 질 속으로 삽입하는 것을 이성간 성교라고 해. 이렇게 해서 생식이 일어날 수 있어. 일단 정액이 여성의 몸 안으로 들어가면, 정자세포는 거대한 집단으로 움직여. 정자세포들은 수정하기 위해 난자의 위치를 찾아서 침투한단다. 이 올챙이처럼 작은 수영 선수들은 여행할 때 사용하는 긴 꼬리가 있고, 코에는 난자를 찾기 위한 수용기가 달려 있어. 각각의 정자세포는 새 생명을 위한 DNA 코드와 함께 염색체의 절반을 운반해. 여성의 자궁 안에서 자손(아이)이 세포를 증식하면서 이 DNA 코드를 복제할 거야.

소년의 몸이 미래를 준비하는 사춘기 과정에서 발기하고 몽정하는 것은 건강한 거야. 지금 네 생식기의 건강을 잘 돌보렴. 그리고 성적인 선택을 할 때는 안전하게 해야 해. 그래야 어른이 되어서 너의 가족을 위한 선택을 할 수 있어.

● 재미있는 사실! ●

정자세포가 남녀 포함해 인체에서 가장 작은 세포라는 거 알고 있니? 정자의 길이는 약 50미크론이야. 미크론은 마이크로미터의 약칭으로 100만 분의 1미터를 말해. 미크론은 0.004인치야. 정자세포 길이의 대부분은 꼬리가 차지해. 정자의 머리는 폭이 5미크론밖에 되지 않아. 건강한 성인 남성이 사정할 때 배출하는 정자세포는 5천만에서 10억 개 사이래. 하지만 이 세포들은 너무 작아서 모두 다 해서 1티스푼의 액체 정도야.

안전 수칙과 자가 검진

생식기는 남자아이의 몸에서 가장 민감한 부분으로 널리 알려져 있어. 거기에는 신경말단이 많이 있어서 통증에 매우 취약해. 고환과 음경이 부딪히거나 맞으면 고통에 굉장히 예민해지는 이유는 그 때문이야. 고통이 행동으로 옮겨지는 데 시간이 오래 걸리진 않겠지. 만약 성기를 맞으면, 마음의 평정을 얻을 시간이 필요할 거야. 통증이 지속되거나 비정상적으로 붓거나 출혈이나 타박상이 있을 때는 즉시 응급실에 가야 해.

남자아이들끼리 사타구니를 때리거나 차면서 장난치는 건 절대 좋지 않아. 너 자신을 존중하는 것처럼 다른 사람도 존중하길. 성기를 공격하는 건 즉각적인 신체적 위협에 대한 최후의 수단이어야 해. 생식기관에 손상을 입히지 않고 우정과 유머를 표현할 수 있는 좋은 방법을 찾아봐. 모두가 고마워할 거야.

자가 검진은 자신의 몸을 알고 질병의 위험을 줄이는 건강한 방법이야. 전염성 질병은 성병(STI)을 포함해서 성적인 접촉으로 전파될 수 있는 질병이야. 비전염성 질병은 사람에게서 사람으로 전염되진 않아. 변화를 확인하면서 자신과 자신의 선택을 잘 안다면 두 가지 질병 모두를 예방하는 데 도움이 될 거야. 자가 검진을 하면 고환에 문제가 생겼을 때 조기에 발견할 수 있어. 샤워할 때나 샤워한 후에 다음 단계를 따라 해보렴.

고환을 자가 검진하는 방법	
1단계	고환을 양손에 하나씩 따로따로 잡는다.
2단계	고환을 엄지와 검지 사이에 두고 약간의 압력을 가하여 부드럽게 굴린다.
3단계	고환 뒤쪽에 있는 부고환과 연결된 관(정삭)을 확인한다.
4단계	혹의 유무, 크기 변화 외에도 다른 이상이 있는지 확인한다.

이 장의 대부분은 사적인 문제를 다루었어. 네 생식기 건강이 걱정될 때면 언제든, 기다리거나 비밀로 묻어두지 말고 즉시 믿을 수 있는 어른한테 연락하렴. 이럴 때 어떻게 해야 하는지 7장에서 더 이야기하자.

5장 잘 먹기, 네 몸에 필요한 에너지 공급하기

지금까지 사춘기 몸의 변화에 대해 알아보았어. 인간의 몸이 성장하는 것과 청소년기를 지나 성인이 되기까지의 변화는 꽤 놀라운 여정이야. 성장과 변화를 겪고 있는 넌 정말 멋진 친구야. 특별한 준비 없이도 사춘기에는 많은 변화가 찾아오지만, 실제로 네가 할 수 있는 일이 있어. 분명 도움이 될 거야.

넌 세 가지 중요한 습관에 대해 알 자격이 있어. 영양과 운동, 그리고 잠이 사춘기 내내 건강을 유지하도록 도와줄 거야. 여기엔 비밀이란 없어, 진짜야. 하지만 때때로 각각의 습관에 소홀할 때가 있을 거야. 건강을 위한 세 가지 습관의 세부적인 사항에는 어떤 것들이 있을까? 이 장에서는 사춘기 여정에서 기분이 좋아지고 자신감을 가지는 방법에 대해 알아볼 거야.

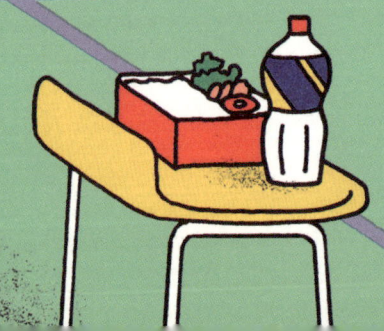

Feeding and Fueling Your Body

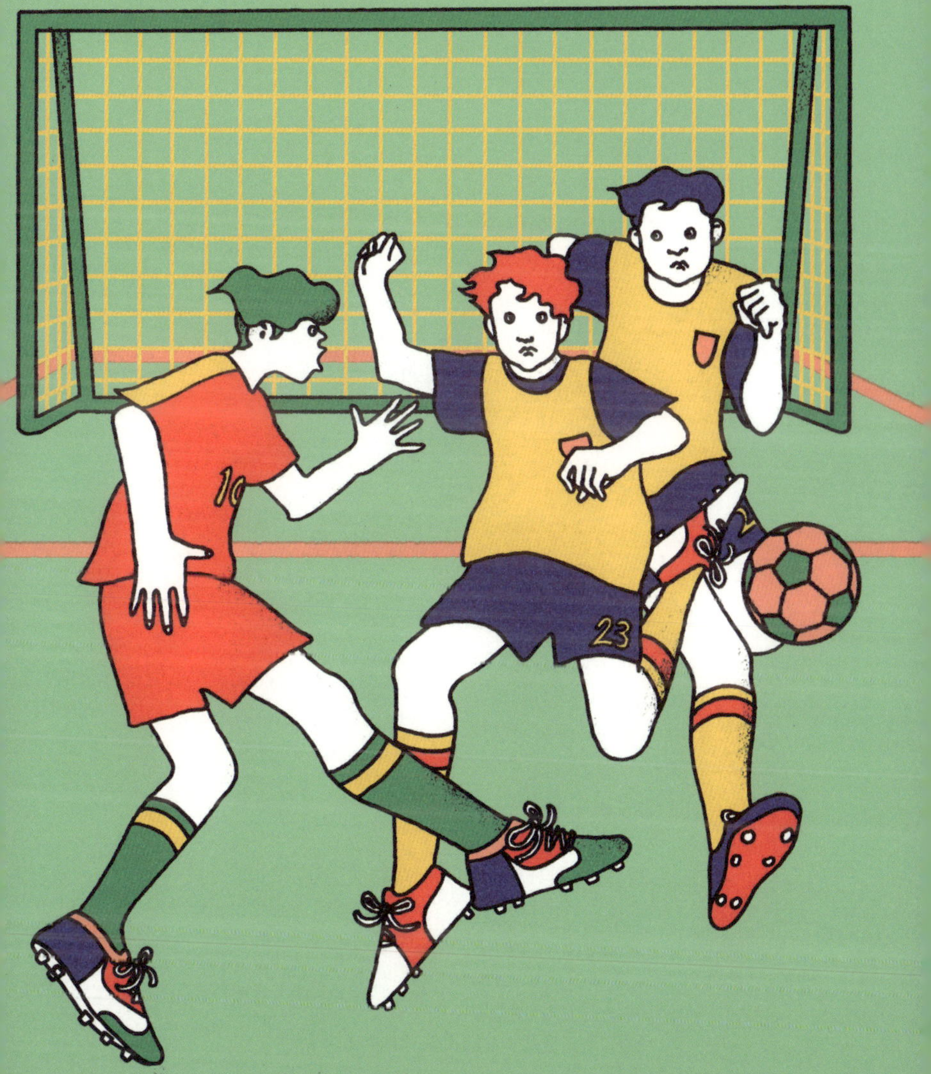

영양

친구, 우리 몸은 마치 기름칠이 잘된 기계 같아. 네가 고성능 스포츠카라고 생각해봐. 자동변속기가 달린 터보 엔진이 있고, 최첨단 항법 시스템도 갖추었어. 자동 냉방 기능과 안전장치, 크루즈 컨트롤▶ 기능도 있어. 게다가 외관이 멋져. 하지만 여기 가장 좋은 점 한 가지가 너 있어. 많은 특전과 함께, 넌 엄청나게 연비가 좋다는 거야.

이건 재미있는 비유 이상이야. 네 몸에는 음식이 필요해. 엔진

▶ 옮긴이 주: cruise control. 자동차의 속도를 일정하게 유지하도록 하는 '정속 주행 장치' 또는 '자동 속도 조절 장치'를 일컫는 용어입니다. 이것을 이용하게 되면 속도계를 보지 않고도 제한속도, 경제속도에 맞추어 자동차를 운전할 수 있지요.

이나 기계가 연료를 필요로 하는 것처럼. 일주일 내내 기분이 좋고 몸이 잘 돌아가기 위해서 정확하고 일관되게 연료를 공급해야 해. 식사가 곧 연료야. 간단하게 설명해서 식사란 네가 먹는 음식을 말해. 네가 매일 먹는 음식의 종류야.

식이요법이란 끼니때 덜 먹거나 섭취하는 음식의 총 칼로리양을 줄이는 것처럼 음식을 제한하는 걸 의미하진 않아. 음식에 관한 네 선택과 네 몸에 어떤 연료를 공급할 것인지를 뜻해.

무슨 음식을 어떻게 먹느냐는 궁극적으로 네 부모님이 결정하실 거야. 네가 먹을 음식을 스스로 준비하지 않더라도, 식료품 목록에 추가로 제안을 하거나 도움이 될 만한 다른 일을 하는 것처럼 기회는 많아. 지금부터 주의를 기울여 정보를 찾고 준비한다면, 너에게 맞는 식습관을 갖게 될 거야.

킬로칼로리와 영양소

음식의 에너지 단위를 킬로칼로리(열량)라고 해. 사람의 연료라고 생각해보자. 영양소란 음식을 통해 섭취 가능한 물질이야. 열량은 세 가지 주요 영양소인 탄수화물, 단백질, 지방에서 나와. 당분과 녹말을 포함한 탄수화물의 주요 기능은 우리 몸에 에너지를 공급하는 거야. 또한 뇌와 소화 시스템이 제대로 작동하도록 도와줘. 탄수화물은 1그램당 4킬로칼로리의 에너지를 제공해.

단백질은 아미노산이라 부르는 블록의 조합으로 이루어져 있

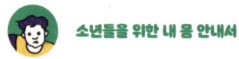

어서 우리 몸의 세포, 조직, 장기를 구성하고 유지·보수하는 일을 해. 우리의 근육과 혈액, 면역 체계에 도움을 주지. 단백질은 1그램당 4킬로칼로리의 에너지를 제공해.

식이성 지방은 종종 나쁜 평판을 받지만, 매일 우리 몸이 필요로 하는 음식에는 건강한 지방이 많이 들어 있어. 지방은 세포의 성장과 체온 유지, 비타민 흡수와 심장의 건강을 돕는단다. 지방은 1그램당 우리에게 9킬로칼로리의 에너지를 공급해주며 훌륭한 에너지원이 돼.

탄수화물과 단백질, 지방은 우리 몸에 열량을 제공하는 주 영양소야. 세 영양소가 비타민과 미네랄, 만능인 물의 도움을 받아 우리 몸이 일상적인 임무를 해낼 수 있어. 덕분에 우리는 오래 건강하게 살 거야. 습관이란 규칙적으로 하는 행동이잖아. 지금 시간을 들여 건강한 식습관을 갖는다면 청소년기를 지난 후의 삶도 건강하게 지낼 수 있을 거야.

스스로를 존중하고, 이런 태도를 유지하는 것 또한 훌륭한 성장의 일부야. 몸을 잘 챙기면 자존감 형성에 큰 도움이 돼. 네가 무슨 음식을 먹는지 알고 신경 쓰는 것부터 시작하자.

다양한 색깔의 음식 먹기

정부와 주요 영양 단체에서는 건강한 식사에 대한 방안을 권고하고 있어. 좋은 음식은 먹으면 건강해져. 사람들은 건강과 체력을 추구해. 건강한 음식을 먹는다는 게 먹는 즐거움을 없애는 걸 의미하진 않아. 오히려 정반대야. 건강한 음식은 먹으면 기분이 좋아지고 우리 몸이 최선의 기능을 하도록 돕는단다.

가장 먼저 음식 알레르기나 채식주의 또는 완전 채식주의(육류와 모든 동물성 제품을 피하는)처럼 나에게 다른 식습관이 필요한지 고려해야 해. 의사와 영양사의 권고는 개인적인 신념이나 다른 욕구를 염두에 두고 받아들일 필요가 있어. 그리고 나서 네가 즐길 만한 다양한 음식을 찾아봐. 건강한 식사란 싫어하는 음식을 억지로 먹거나, 싱겁거나 따분한 요리를 고통스럽게 먹는 걸 의미하진 않아. 맛있으면서 건강에도 좋은 음식은 많아.

1회 제공량이나 칼로리를 계산하면서 숫자에 집착하는 대신, 접시에 다양한 색깔의 음식을 담는 데 더 신경을 써봐. 한 가지 목표로, 매 식사에서 음식의 절반을 과일과 채소로 구성하는 거야. 또 다른 목표로, 통밀빵, 통밀 파스타, 통밀 토르티야, 현미밥처럼 통곡물로 만든 음식을 먹을 수도 있어.

음식의 색깔에 따라 어떤 효능이 있는지 간단하게 확인해보자.

빨간색	심장과 피부, 면역 체계에 좋다. 사과, 빨간 피망, 수박, 토마토, 포도, 딸기 등.

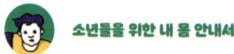

주황색	눈을 건강하게 하고 면역 체계와 순환계에 좋다. 오렌지, 당근, 고구마, 복숭아, 주황색 피망, 캔털루프 멜론 등.
노란색	세포의 성장과 시력, 심장 건강에 좋다. 레몬, 파파야, 옥수수, 파인애플, 노란 피망, 망고 등.
초록색	뼈 건강과 면역 체계, 생식 계통에 좋다. 시금치, 아보카도, 브로콜리, 호박, 상추, 껍질 콩 등.
파랑/보라색	조직 수복과 순환계, 그리고 질병 관리에 도움을 준다. 블루베리, 양배추, 자두, 블랙베리, 가지, 자두 등.
기타	적은 양을 먹고 배가 부르려면, 우유나 요구르트, 치즈 등 유제품과 함께 먹어라. 우유 대용으로 아몬드 우유를 즐기기도 하는데, 설탕이 제한된 다양한 유제품과 유제품 대체품을 찾아보는 게 좋다.

이 책 뒷부분에 있는 참고 자료에 영양에 관해 더 많은 정보를 수록해두었으니 참고하렴.

덜 달고 덜 짜게

우리는 모두 설탕 맛을 알아. 정말 달콤하지 않니? 논쟁의 여지가 없어. 짠맛도 꽤 맛있어. 빨간색 벌레 모양 젤리, 주황색 치즈볼, 노란색 감자튀김, 그리고 파란색 젤리콩과 초록색 탄산음료로 다양한 색깔의 음식을 먹었다고 주장하진 않겠지? 시도는 좋지만 안 돼.

과일과 채소, 통곡물이 풍부한 식단을 만드는 것과 더불어, 건강한 식단을 위한 또 다른 확실한 목표는 불필요한 설탕과 소금(나트륨의 통칭)을 제한하는 거야. 단기적으로 설탕과 소금이 우리 기분을 좋게 만들 순 있어. 그러나 설탕을 과량 섭취하면, 초반에는 과잉 행동 상태를 보이다가 몇 시간 안에 기분이 바닥까지 추락하는 일이 종종 발생해. 나트륨으로 가득 찬 식사를 한 후에는 탈수 증상이 나타날 수 있어. 설탕과 소금을 너무 많이 먹으면 순환계에 영향을 주고 이전보다 기분이 더 나빠질 가능성이 높아.

청소년기에는 친구들과 더 많은 시간을 보내게 될 거야. 패스트푸드를 먹고 학교 주변에서 불량식품이나 길거리 음식을 사 먹을 기회가 많아진다는 뜻이야. 거기에 너무 빠지지 않도록 조심하렴! 나쁜 습관은 빨리 자리 잡는 법이거든.

포장지에 싸인 음식은 먹지 않겠다는 목표를 세워봐. 신선하고 자연적인 음식이 가공식품보다 건강에 좋은 선택이란 건 일반적인 상식이야. 감자 칩, 사탕, 크래커, 시리얼 등 가공식품은 봉지나 상자로 포장돼 있어. 설탕과 소금, 그리고 맛을 더 좋게 하려고 첨가물이 추가되는 가공 과정을 거치지.

일반적으로 스낵류, 디저트류, 탄산음료가 있는데, 이러한 제품을 만드는 회사들은 판매를 위해 비타민이나 특정 과일을 재료로 사용했다고 광고하기도 해. 주스에도 설탕이 첨가될 수 있어. 예를 들어, 천연 당분을 함유한 사과는 우리 몸에 필요한 탄수화물의 훌륭한 공급원이지만 사과 주스는 탄산음료만큼 설탕이 많이 들어 있어.

힘내, 친구. 첨가물과 가공식품을 먹지 않는다고 간식을 못 먹는 건 결코 아니니까. 간식이나 후식은 조금 먹어야 해. 간식이 식사가 되어서는 안 돼. 매일 후식을 먹을 필요도 없고. 뇌와 다른 신체 기관들은 식사 자체가 즐거운 일이어야 한다는 걸 알고 있어. 인간은 씹고 삼키는 작용을 찾아 진화해왔어. 인간의 몸과 마음을 위해 먹는 과정이란 중요한 부분이거든. 게다가 가족이나 친구들과 함께하는 식사는 훌륭한 사교 모임의 장이야. 함께 먹으면서 우리의 모든 위대한 생각과 감정을 나눌 수 있잖아.

우리 몸은 필요한 에너지를 가장 잘 유지하길 원해. 간식이나 알약, 가루, 음료 형태의 영양제와 대결해서 항상 건강에 좋은 음식이 이기는 이유야. 일단 음식이 네 신체 시스템을 위한 연료라고 인식한다면, 식사하는 동안 건강한 음식의 장점을 알아차릴 수 있을 거야. 식사를 차릴 때 너도 도우렴. 심심할 때 냉장고를 열지 마라. 부엌을 뒤지는 대신 다른 활동을 해봐. 아이디어가 필요하니? 다음의 운동 이야기를 참조하렴.

● 음식 알레르기와 특수 식단 ●

음식 알레르기는 흔해. 지금쯤이면, 네가 특정 음식에 알레르기 반응을 보이는지 확인하기 위해 의사의 검진을 받았을 거야. 땅콩이나 견과류 알레르기에서 유제품이나 젖당 소화 장애증, 조개류 알레르기에 이르기까지 그 범위가 넓어. 다른 알레르기도 많아. 때때로 반응을 일으키는 음식이나 성분을 피하는 식단을 유지하면서 사람들은 음식 알레르기에서 벗어나기도 해. 다른 사람과 다르게 먹는 걸 긍정적이고 자신감 있게 여기렴. 알레르기나 특수한 식품에 대한 요구 사항이 있다면 마음을 열고 정직하게 알리렴. 친구들이 네 알레르기에 대해 아는 건 도움이 돼.

알레르기를 일으키는 음식을 좋아하느냐고 물으면, "고맙지만 알레르기가 있어서요. 다른 걸 골라도 될까요?"라고 간단하고 솔직하게 대답하렴. 몇몇 사람들이 더 물어볼 수 있지만, 넌 그저 사실대로 대답하면 돼. 그런 반응을 일으키는 음식은 피할 필요가 있어. 제품의 라벨에서 알레르기를 일으키는 성분이 있는지 확인하는 습관을 엄격하게 들이고, 어떤 음식이나 제품을 먹을 때 나에게 문제가 생기는지 배워야 해. 만약 네가 채식주의자거나 다른 특수한 식단을 지켜야 한다면, 식사 자리나 파티에 가기 전에 어른한테 미리 알려봐. 네 요구를 충족하는 데 도움이 될 거야.

운동하기

사춘기의 성장하는 몸을 관리하는 데 도움이 되는 가장 좋은 방법이 있어. 바로 몸을 움직이는 거야. 운동하는 아이는 운동하는 10대가 되고, 운동하는 10대는 운동하는 어른이 되지. 운동은 모든 아이에게 자연스러운 습관이야. 아이들이 달리고 점프하고 노는 걸 얼마나 좋아하는지 우리 모두 잘 알잖아. 지금까지 살면서 네가 즐길 수 있는 운동 몇 가지를 찾았을 거야. 그렇다고 새로운 기회를 닫아두진 마. 재미있고 도전적인 새로운 운동을 발견할지도 모르니까.

몸이 성장할 때 운동하면 좋은 점이 아주 많아. 규칙적인 운동은 근육과 체지방의 균형을 유지하게 하고, 뼈를 강하게 만들어 건강을 좋게 해 체력을 높여준단다. 운동은 기억력과 기분, 그리고 학업 수행에 도움을 주어 뇌 건강도 향상한대. 운동은 질병을 예방하는 데 도움이 되고, 청소년기에 사회 활동을 하는 데 큰 부분을 차지해. 스포츠와 야외 놀이를 통해 친구를 사귀고 우정을 이어가기도 하지. 사춘기에 운동을 하면 뇌에 산소를 공급하여 호르몬이 제 역할을 하는 데 도움을 줘. 운동하면 온몸에 피가 공급돼 성장통을 겪는 네 몸이 잘 움직일 수 있어. 스트레스가 줄어들고 안정감을 느끼게 되지. 너도 잘 알다시피, 매일 운동을 해야 하는 이유는 아주 많아!

운동해야 하는 마지막 한 가지 이유는 잠을 잘 자기 위해서야. 심지어 전날 한 운동으로 더 빨리 더 깊게 잠을 잘 수 있어. 육체 활동으로 손상된 몸의 일부분을 재생할 수 있고. 이 장의 후반부에서 사춘기 소년에게 필요한 잠과 잠의 기능에 대해 강조할 거야.

청소년은 하루에 한 시간씩 운동을 하도록 권장하고 있어. 한 번에 다 할 수도 있고, 몇 번에 걸쳐 조금씩 할 수도 있지만, 한 시간만 하고 멈출 필요는 없어. 심장 박동 수를 끌어올릴 정도로 강력해야 해. 몇 초 멈췄다가 다시 하면, 심장이 뛰는 걸 느낄 수 있을 거야. 네 심장이 잘 움직이고 있는지 알아보기 위해 심장 박동 수 검사를 받아보는 것도 좋아. 관심 있으면, 책 뒷면 참고 자료에서 웹사이트 주소를 찾아봐.

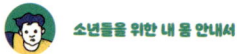

운동선수라면

스스로 운동선수라고 생각하니? 아니면 그냥 스포츠와 운동을 좋아할 수도 있고. 자신을 운동선수라고 생각하기 위해 그 분야의 최고가 될 필요는 없어. 네가 잘 알고 있듯이 연습하면 활동성은 발전해. 운동의 장점이지. 힘과 훈련, 기술을 갖추면 누구나 자신이 선택한 운동을 더 잘할 수 있어.

한 가지 종목에서의 활동성은 종종 다른 종목에도 영향을 미쳐. 조정과 속도, 민첩성은 어떤 운동을 시도하든 도움이 돼. 네가 어렸을 때 잘했던 운동을 10대에 잘하지 못할 수도 있어. 교차 훈련법은 전반적인 신체 기술을 개발하니까 매년 다른 스포츠에 도전해보는 것도 좋아. 그리고 스스로 코치가 되렴! 만약 네 운동 실력을 향상하고 싶다면, 네가 보고 배운 것들을 스스로 적용해보는 거야. 실패는 영원하지 않아. 실패란 배우고 적응할 좋은 기회야.

종목에 따라 특정 장비와 옷 또는 안전 장비가 필요할 수 있어. 4장에서 자세하게 설명한 것처럼 간단한 운동복에서 속옷까지 다양해. 어느 종목인지에 따라 컵이나 국부 보호대 외에 다른 아이템들을 고려할 수 있어. 신발이나 스파이크 운동화, 구강 보호대, 헬멧, 운동 테이프, 무릎과 팔꿈치 또는 다른 신체 부위를 위한 보호대, 그리고 시력을 보호하기 위한 스포츠 고글이 필요할 수 있어.

운동선수가 아니라면

운동을 한다고 반드시 팀 스포츠를 할 필요는 없어. 친구들과 함께 실외에서 할 수 있는 재미있는 게임을 만들어봐. 몸을 움직이는 가장 좋은 방법 중 하나야. 공원과 놀이터, 체육관을 이용하면 돼. 들판이나 이웃집 마당을 찾아가서 공을 던지고 차거나, 숨바꼭질이나 깃발 뺏기를 하거나, 작지만 어려운 장애물 코스를 만들어서 운동하는 거야. 동네에 있는 여러 장소에서 경주할 수도 있어. (길에서는 물론 안전에 주의하렴.) 너를 더 움직이게 할 음악을 활용해도 좋아. 혼자서 또는 친구들과 함께, 네가 좋아하는 음악을 틀어놓고 몸을 움직이는 거야. 꼭 춤을 잘 춰야 한다고 생각할 필요는 없어. 그냥 이리저리 뛰어다니는 거로 시작해봐. 뛰고, 나무에 오르고, 아니면 자신을 좋은 의미로 바보라 느끼면서 에너지를 얻도록 내버려두는 것도 괜찮아. 하지만 가족과 가까운 다른 사람들에게 예의를 지키자꾸나. 가장 좋아하는 비트에 네 몸을 맡긴다고 존경받는 젊은이가 되지 못하는 건 아니야.

소년들을 위한 내 몸 안내서

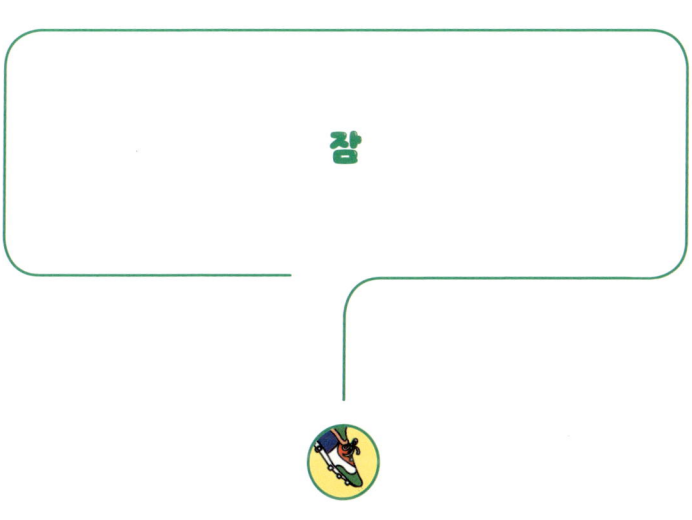

잠

잠은 건강한 자기 관리를 위한 세 가지 중 가장 중요해. 잠은 약한 사람을 위한 게 아니야. 잠은 강한 사람과 똑똑한 사람을 위한 거야. 잠은 동기부여와 성공을 위한 거야. 운동선수, 음악가, 예술가, 작가, 그리고 기술자를 위한 거고. 잠은 자신의 체력을 챙기는 모든 사람을 위한 거란다. 잠을 누고 힙싱할 수 없어. 잠에는 대체물이 없다는 의미야. 에외는 없어. 예를 들어, 낮잠이 한밤의 숙면을 대신할 수 없어. 주말에 몰아서 자는 것도 소용없고. 오늘 밤에 5시간 자고 내일 밤에 12시간 잠을 잔다고 컨디션이 좋아지기를 기대할 수 없단다. 잃어버린 수면 시간은 보충할 수 없거든. 잠은 돼지 저금통의 동전처럼 모아둘 수 없고, 부족하다고 미리 자두었던 걸 끌어올 수도 없어. 하루에 필요한 잠을 자거나 아니면 못 자거나 둘 중 하나야.

잠자는 동안 그날의 몸과 뇌는 회복돼. 그뿐만 아니라 밤새 몸이 쉬는 동안 자연적인 신체 반응도 잇따라 일어나. 근육세포와 연결조직이 유지·보수되고 뇌와 중추신경계는 기억과 학습을 통합하거나 정리한단다. 잠을 자는 동안 성장을 유발하는 여러 가지 호르몬이 반응해. 특히 사춘기에는 더욱 활발하기 때문에 예전보다 더 피곤하다고 느낄 수 있어. 네 몸은 많은 에너지를 사용하고 있으니까. 사춘기는 네 몸을 최대한 활용하는 시기야. 그래서 잠이 가장 우선으로 필요하단다.

● 숫자에는 힘이 있어! ●

10대 청소년의 85퍼센트가 하룻밤 권장 수면 시간인 8~10시간보다 적게 자고 있대. 10대 청소년의 90퍼센트 이상이 잠자기 전 한 시간 이내에 전자 기기를 사용하는데, 화면이나 디지털 기기에서 나오는 빛에 노출되면 잠들게 하는 호르몬의 반응이 지연돼. 만약 네가 잠자는 데 어려움을 느낀다면, 너 혼자만의 문제가 아니라는 걸 명심하렴! 10대 청소년 중 17퍼센트 정도가 불면증 임상 진단을 받았대. 설탕과 카페인을 제한하고 잠자기 직전에는 스크린을 들여다보는 시간을 제한해야 해. 수면 문제가 계속되면 의사 선생님한테 진료를 받아야 해.

이 모든 걸 고려하면, 남자아이가 자기 수면 관리를 한다는 건 똑똑한 처사야. 추진력이 부족하거나 어떤 걸 빠뜨린다는 걸 의미하지 않아. 일을 너무 많이 하고 회복하지 못하는 건 건강에 끔찍이 나빠. 밤에 잠을 자지 않고 열심히 공부했다고 하면 꽤 멋지거나 자신만만하게 보일 수 있지만, 결국 몸이 망가지게 돼. 일과 잠의 균형은 매우 중요하거든. 학교생활과 취미 활동도 중요하지만, 쉬는 시간과 휴식 시간도 중요해. 잠은 신체적·정신적·사회적 행복을 포함한 삶의 모든 면에 도움을 준단다.

얼마나 자야 할까?

지금까지 잠이 일상생활에서 필수적인 부분이라는 걸 알아보았어. 그러면 얼마나 자야 할까? 수면 요건은 사람에 따라 다르지만, 청소년이 최상의 기능을 발휘하려면 매일 밤 8시간에서 10시간은 잠을 자야 한대. 사춘기 남자아이들은 매일 밤 9시간 수면을 목표로 하면 돼. 조금 더 자거나 조금 덜 자느냐는 나이, 두뇌, 몸의 특성, 그리고 그날의 활동 수준에 달렸어. 만 9세라면 매일 밤 11시간 잠을 자는 게 좋고, 만 18세가 되면 매일 밤 8.5시간 자도 좋아. 확실한 건 잠이 꼭 필요하다는 거야. 그러니 잠을 자야 해!

평균적으로 청소년들은 매일 밤 7시간만 잔대. 요즘처럼 빠르게 돌아가는 세상에서는 7시간 동안 잔다고 하면 꽤 괜찮아 보일 수도 있겠지. 하지만 실제로 지속적인 수면 부족 상태에 이르는 만성 수면 부족이라는 처방을 받을 수 있어. 수면 부족은 건강의 문제로 이어져. 매일 한 시간씩만 덜 자도 더 짜증이 나고 더 충동적으로 행동하게 되고, 안전 문제를 일으킬 수 있어.

다음 날 눈에 띄게 졸리지 않을 수도 있지만, 잠이 살짝 부족해도 반응 시간이 느려지고, 감기나 독감 같은 감염을 퇴치하는 능력에 영향을 받아. 학교 숙제를 하거나 운동을 하고 노래를 부르거나 악기 연주를 하는 데 영향을 미칠 수 있어. 매일 밤 적절한 양의 잠을 자면 정신을 바짝 차리고 문제를 잘 해결할 수 있을 거야. 심지어 자신감을 얻는 데 도움이 돼. 사춘기를 거쳐 성인기로 가는 가장 좋은 방법은 주중 어느 날이든 매일 밤 같은 시각에 잠을 자고 매일 아침 같은 시각에 일어나는 거야.

잠이 오지 않을 때 시계를 보거나 양을 세지 마라. 설탕과 카페인을 제한하고, 늦은 밤 운동하거나 잠자리에 들기 전에 스마트폰 화면을 들여다보는 걸 피하면 도움이 될 거야. 베개를 베고 한 가지 긍정적인 생각에 집중해봐. 딱 한 가지 생각만 해야 해. 이런저런 생각을 하는 게 잠들기 좋은 방법처럼 들릴지도 모르지만, 실제로는 뇌를 깨어 있게 한대. 호흡을 늦추고 그날 일어난 좋은 일이나 네가 기대하는 일 중 한 가지만 생각해봐.

잠을 떠올리면 빠지지 않는 주제가 있지. 바로 악몽이야. 거의 모든 사람이 악몽을 꾼대. 무서운 꿈은 뇌의 방어 메커니즘의 일부분이래. 다가올 위험 요소를 미리 파악하고 피하라는 거지. 악몽을 완전히 피할 수 있는 건 아니야. 하지만 일관된 수면 습관과 스트레스와 불안을 조절하면 그 빈도를 줄일 수 있어. 자, 다음 6장에서는 감정에 대해 깊게 살펴볼 거야.

> ● 재미있는 사실! ●
>
> 킬로칼로리는 음식의 양과 일치하지 않아. 브로콜리 100킬로칼로리는 큰 그릇에 가득 찰 정도지만, 치즈 100킬로칼로리는 작은 주사위 4개 정도거든.
>
> 운동은 몸만을 위한 게 아니야. 운동을 하면 기억력도 좋아진대. 규칙적인 운동은 두뇌를 활성화해서 새로운 뉴런(뇌세포)의 생성을 자극하고 정신적 활동을 더 잘할 수 있도록 도와준단다.
>
> 또 잠자는 동안 쉬기만 하는 건 아니야. 밤사이에 우리 몸이 재충전되고 모든 부분에서 회복이 진행되기 때문에, 잠을 자는 건 실제로 TV를 보는 것보다 더 많은 킬로칼로리를 소모한대.

6장 감정과 친구 Feelings and Friends

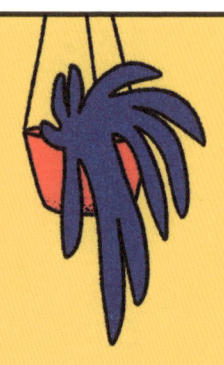

이제 사춘기가 몸이 성장하는 시기라는 걸 알게 되었어. 현실에서의 삶은 그보다 훨씬 더 많은 것으로 이루어져 있어. 청소년기를 통한 사춘기 여정은 몸뿐만 아니라 다른 변화들도 포함한단다. 삶과 건강을 세 가지 주요 카테고리로 분류할 수 있어. 바로 신체적 건강, 정신적 건강, 사회적 건강이야. 거기에서 필요에 따라 더 세분화할 수 있어. 예를 들어, 삶의 일부로서 환경적·영적·정서적 건강이 점점 더 중요해지고 있어. '건강 삼각형'으로 우리 자신을 이해하는 과정을 시작해보자. 지금까지 이 책에서 우리는 사춘기의 신체적 측면에 대해 깊이 알아보았어. 이 장에서는 정신적·사회적 건강에 대해 살펴볼 거야.

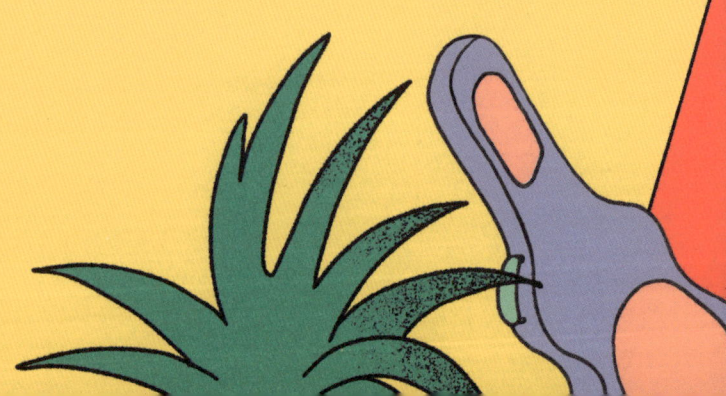

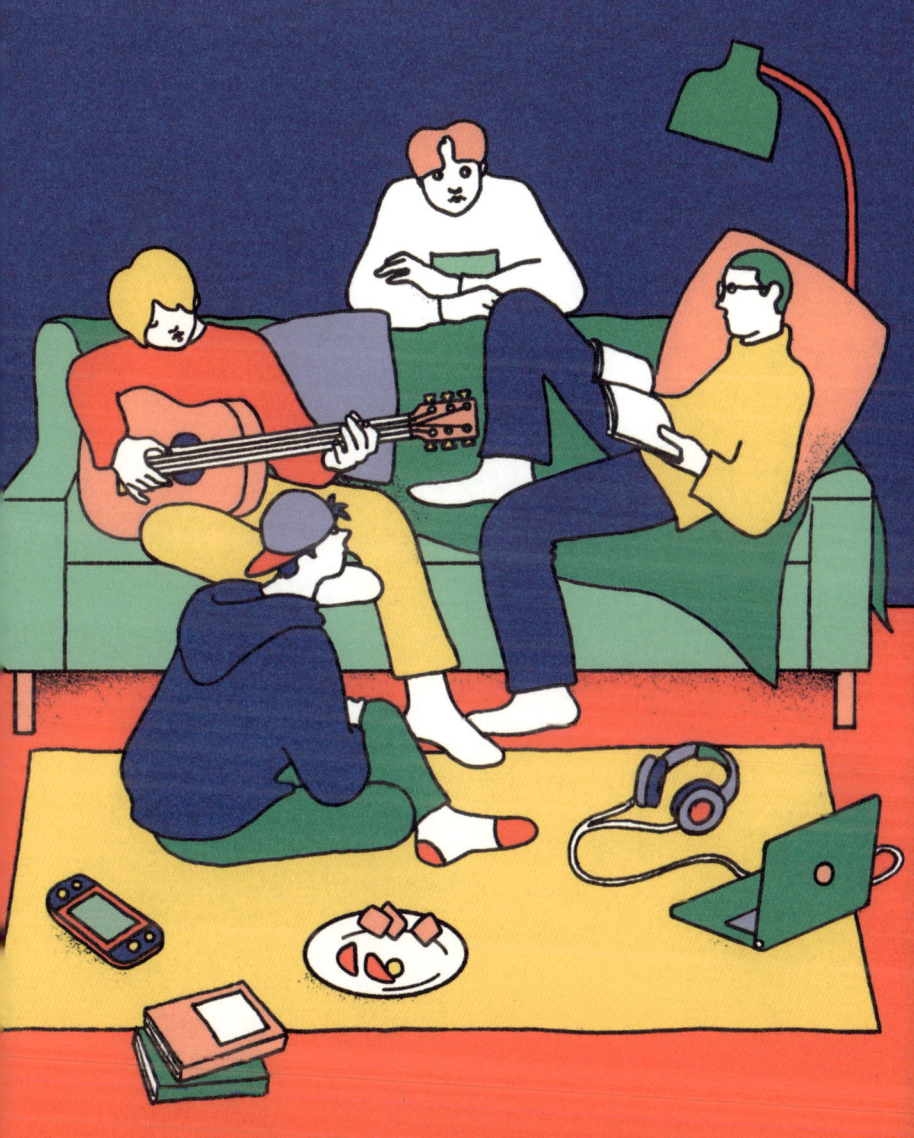

감정 기복

1장에서 호르몬이 사춘기 성장을 촉진한다고 했어. 호르몬은 몸속에서 분비되는 화학물질인데, 우리 몸에서 메신저 역할을 한다는 걸 기억해. 네가 생각할 필요 없이 호르몬이 알아서 내부 장기의 기능을 통제하고 조정해. 뇌하수체라고 부르는 뇌의 매우 중요한 부분을 포함하는 내분비계에 의해 호르몬이 분비되거든. 사춘기 동안 뇌하수체는 앞서 여러 장에 걸쳐 설명한 많은 신체적 성장과 변화를 돕고, 감정 또한 변화시킨단다. 사춘기에 네 몸이 새로운 호르몬에 적응하는 것처럼, 네 마음도 그래.

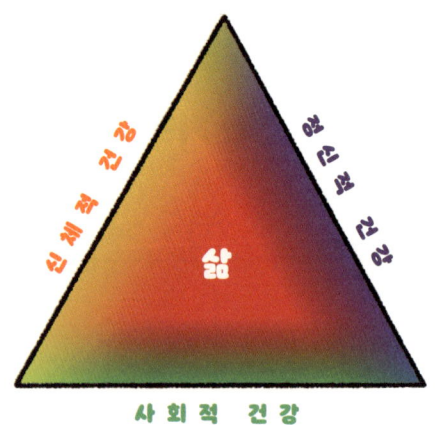

건강 삼각형

　이러한 호르몬의 변화 때문에 종종 감정이 왔다 갔다 하는 감정 기복을 느낄 수 있어. 성장의 여정에서 넌 여러 가지 감정의 물결을 만날 거야. 때론 험난한 감정의 파도에 맞서야 할 거야. 선장, 조금만 버텨내길. 행복하다가도 한순간 뚜렷한 이유 없이 슬퍼지기도 할 거야. 화를 내고 소리를 지르다가 어느 순간 상처 받고 울 수도 있어.

　혼란스럽겠지만 가장 먼저 이해해야 할 건 이러한 감정 기복에는 아무 문제가 없다는 거야. 사춘기 내내 호르몬이 알아서 정리할 거야. 그러는 동안 지나치게 민감해지고 짜증 내고 질투해서, 친구들과 가족이 외면할 수도 있다는 사실에 대비해야 해. 또

아무 데서나 갑자기 어지럽고 너무 흥분되거나, 적절하지 않은 때에 자신이 미치도록 어리석다고 느낄 수도 있어. 대처 방법을 알려줄게. 확인해보자.

마음 챙김

감정 기복을 관리하기 위해 할 수 있는 일이 몇 가지 있어. 첫 번째, 과격한 감정이 느껴지는 순간에 한 걸음 뒤로 물러서서 다른 시선으로 자신의 삶을 바라보는 거야. 마치 영화를 보듯이 자신에게 무슨 일이 일어나고 있는지 들여다보는 거지. 좌절감이 들거나 짜증이 날 때 이렇게 하긴 쉽지 않을 거야. 그래도 주어진 시간에 현재의 감정을 인정해야 해. 이를 마음 챙김이라고 한단다.

마음을 챙긴다는 건 현재의 순간을 사는 걸 의미해. 과거에 연연하거나 미래에 대한 걱정 없이 '여기'와 '지금'을 잘 알고 있다는 뜻이야. 또한 네가 다니는 학교와 네 방, 너를 둘러싼 사회적 환경과 네 주변에 있는 다른 사람들을 인식한다는 거지. 네 환경을 인식한다는 건 네 감정을 관리하는 방법을 결정하는 데 도움이 돼. 각가의 독특한 상황에서 행동의 결과를 고려할 수 있거든. 만약 네가 친구네 집에서 고함치고 비명을 지르면 어떻게 될까? 공공장소에서 부모님과 언쟁을 벌인다면? 아마 사람들이 주목하겠지? 이게 네가 정말 원하는 일이니?

마지막으로, 마음을 챙긴다는 건 자기 판단 없이 네 감정에 이

름을 붙여주는 거야. 만약 네가 화가 나고 짜증이 난다면, 그땐 화를 내는 거야. 만약 네가 슬프고 실망한다면, 그땐 슬퍼하는 거지. 감정에 반응하는 건 우리가 통제할 수 없는 거야. 우리 삶의 경험을 생각해봐. 감정이란 몇 초에서 몇 분 사이에 빠르게 일어나잖아. 반면에 감정에 반응하는 건 영화 속 장면처럼 감정들이 사라지는 걸 볼 수 있는 처리 시간을 허락해주는 거야. 만약 네가 현재에 집중하고, 환경을 고려하고, 감정을 인식할 수 있다면, 너는 삶 속 사건들에 응답할 수 있을 거야.

대처 기술

감정 기복과 스트레스를 관리하는 데 도움이 되는 필수적인 뇌 활동인 대처 기술에 대해 소개할게.

집중 시간: 목표와 도전 과제를 설정한다

예) 한 주의 소망에 대해 브레인스토밍▶하기, 영감을 주는 인용구 찾기, 결정할 사항에 대해 찬반 항목 나열하기, 자신의 장점 적기, 몇 가지 약점 파악하기, 다음 한 달 동안의 행동 계획을 세우기.

▶ 옮긴이 주: brainstorming, 자유로운 토론으로 창조적인 아이디어를 끌어내는 일. 아이디어 개발 방식의 하나로 사용한다.

창의 시간: 자발적이고 창의적이어야 한다

예) 글쓰기, 그림 그리기, 노래 부르기, 춤추기, 연기하기, 사진 찍기, 악기 연주하기, 친구들과 함께 게임 만들기.

관계 시간: 다른 사람과 관계를 맺는다

예) 친구들과 유머 나누기, 신뢰하는 사람과 대화하기, 아끼는 사람에게 편지 쓰기, 친구나 가족과 함께 자유 시간 보내기, 애완동물 돌보고 함께 놀기.

활동 시간: 운동은 마음을 강하게 한다

예) 운동하거나 밖에서 놀기, 스포츠 연습하기, 스트레칭하기, 산책하기, 집안일 돕기, 웃으면서 몸을 움직이는 보드게임하기.

휴식 시간: 음악과 영화 또는 게임으로 긴장을 풀고 쉰다

예) 음악 감상, 30분 동안 좋아하는 프로그램을 보거나 비디오게임하기, 보드게임하기, 숙제 없는 날 밤에 영화 보기. 휴식 시간은 하루에 1시간 30분~2시간으로 제한하기.

성찰 시간: 조용히 성찰하는 시간은 미래를 계획하는 데 도움이 된다

예) 책 읽기, 기도하거나 명상하기, 조용히 방을 청소하거나 정리하기, 따뜻한 물로 샤워하기, 침대나 다른 곳에서 공상하기.

수면 시간: 하루의 피로를 풀고 그날의 경험에서 얻은 배움을 정리한다
예) 잠자기 전 호흡에 집중하기, 소등 시간 정확하게 계획하기, 하루 9시간 이상 수면 시간을 달성한 날을 달력에 표시하기.

나눔은 돌봄이다

모든 사람에게는 각자 자신만의 일이 있어. 만약 감정에 압도당하거나 사회적으로 좌절감을 느낄 만한 상황을 경험한다면, 너만 그런 게 아니라는 걸 명심하렴. 다른 친구들이 정신적·사회적인 도전을 해내는 걸 보거나 듣고 싶지 않아서 혼란스러울 수도 있어. 기분과 우정, 그리고 매력들은 대부분 뇌 속에 있거든. 물론 우리의 생각과 느낌, 감정이 행동으로 전달되지만, 대부분은 보이지 않아. 다른 사람의 일상을 낱낱이 들여다볼 수는 없고, 그 반대로 보여줄 수도 없을 거야. 너에게 무슨 일이 일어나고 있는지 사람들은 정확하게 알 수 없단다.

만약 감정 때문에 혼란스럽거나 균형을 잃은 것 같다면, 대화를 나누는 것이 도움이 돼. 몇 가지 물건을 혼자 간직하는 것도 괜찮아. 네 몸의 변화 때문이 아니라 결국 네 사생활이 보장되어야 하거든. 좀 더 조용하고 개인적인 시간을 즐길지도 모르지만, 만약 그것이 평범하지 않거나 감정을 통제할 수 없다면 언제든 주변에 손을 뻗어 도움을 요청해야 해. 부모님이나 신뢰할 수 있는 어른과의 대화 창구를 열어놓으렴. 그들은 네 편이고 네 이야기를 기꺼이 들어줄 거야. 때로는 네 이야기를 들어주는 것이 너에게 필요한 전부일 수 있어. 아니면 너를 잘 안내해줄 전문가를 찾아봐. 감정에 대해 말하는 것이 도움이 된다는 걸 기억해. 감정을 표현하는 건 궁극적으로 '남자다운' 일이야. 최고의 자신이 되기 위해 자신의 감정을 이해하기 위해 노력해야 해. 자기 존중은 사회적 상호작용으로 이어져. 의사소통 능력은 훌륭한 성장을 위한 큰 부분을 차지한단다.

이 책 뒷부분의 참고 자료가 도움이 될 거야! 반드시 확인해보고, 추가적인 도움이 필요할 땐 의사 선생님에게 직접 도움을 받으렴.

● 재미있는 사실! ●

많은 것이 기분에 영향을 미칠 수 있어. 우리가 먹는 음식의 종류, 실내나 실외에서의 시간, 깨끗하거나 어수선한 침실, 전자 기기를 사용하는 시간, 그리고 심지어 우리의 꿈까지도. 색깔도 기분 변화에 영향을 줄 수 있다는 거 알고 있니? 예를 들어, 파란색은 평화롭고 고요한 감정을 일으키고, 빨간색은 따뜻하고 편안한 감정과 연결되어 있어. 초록색은 건강과 행운의 감정을 만들어낸대.

우정은 변해

친구들이 너와 잘 맞는지 고민해보는 건 좋은 일이야. 사춘기에는 우정이 변할 수 있어. 사람이 변화하기 때문이지! 변화를 두려워하지 마라. 사람은 자라서 다른 사람이 되는 거야. 나이가 들면서 너 자신과 친구들도 달라지지.

초등학교를 마치고 중학생이 되는 무렵에, 관심사가 급격히 바뀔 수 있어. 초등학교 5학년 때 좋아하던 것과 중학교 2학년 때 좋아하는 것이 다르고, 고등학교 3학년 때는 또 달라질 거야. 스포츠, 학교생활 이외의 활동, 취미, 심지어 교과 과목에 관한 관심도 모두 친구들과 다를 수 있어. 친구들 또한 너와 달라질 수 있다는 걸 의미해. 이런 경우는 정상이야. 실제로 오래된 친구들

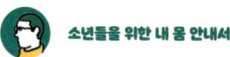

과의 우정을 유지하면서 새로운 친구들과 어울리는 건 매우 재미있을 거야.

의사소통이 중요해

모든 사람과 관계를 맺을 수 있는 한 가지 방법은 전화나 인터넷으로 직접 또는 문자로 의사소통을 하는 거야. 친구가 이사 가서 이제는 가까이 살지 않더라도, 기술 세계 덕분에 우리는 언제든 언제든 대화할 수 있잖아. 만약 친구들과 의견이 달라서 논쟁이 반복된다면, 전체적인 상황을 보기 위해 네 마음을 주의 깊게 확인하는 게 좋아. 사정이 생겨서 문제가 있을 땐 대부분 잘 해결될 거야. 더 심각한 경우엔 마음을 열고 친구에게 솔직하게 말할 필요가 있어.

만약 오래 사귄 친구와 더는 함께하고 싶지 않다면, 여전히 의사소통은 강력한 수단이야. 다른 친구와 놀기로 했다고 간단하게 말해보렴. 이건 정중한 표현이야. 또래 중 누군가 네게 하기 불편한 일을 하라고 할 때가 있는데, 이를 또래 압력이라고 해. 이때 자신의 의사를 존중해 거절할 필요가 있어. 진정한 친구는 네가 가진 믿음과 도덕, 즉 네 진실성을 헤치는 어떤 시나리오에도 널 밀어 넣지 않을 거야.

만약 네가 지키고 싶은 우정으로부터 스스로 멀어진다고 느낀다면, 확실히 상처받을 수 있겠지. 다시 말하지만, 이런 때에도 의사소통이 중요해. 무슨 일이 일어나고 있는지 그리고 상황이 나아질 수 있는지에 대해 직접 물어봐야 해. 도움이 필요할 땐 항상 믿을 만한 어른을 찾아봐. 결국 서로 멀어지는 것이 더 낫다는 불행한 진실을 마주해야 할지도 몰라. 하지만 친구, 친절이 항상 이긴단다. 헤어진다 해도 서로를 존중하길.

● 숫자에는 힘이 있어! ●

때때로 노력 없이 자연스럽게 친구가 되기도 하지만, 친구를 사귀기 위해 노력해야 할 때도 있어. 여기 네 입장이 되어 본 몇몇 남자들의 우정에 관한 이야기가 있어.

"어렸을 때 이사를 자주 해서 늘 새로운 친구를 사귀어야 했어요. 스포츠와 취미가 유대감을 만들어주었죠. 공통의 관심사는 우정을 발전시키는 데 도움이 되었어요. 지금까지도 소중한 우정이 이어지고 있어요."

– 크리스 L.

"만 12세 무렵, 어릴 적 친구들 말고 처음으로 새로운 친구들을 사귀게 되었어. 새 친구들은 모두 다양한 관심사가 있었고, 나는 그들을 통해 나 자신을 발견할 수 있었지. 그 친구들과 어울리는 건 좋은 경험이었어. 나 자신이 되어 내가 좋아하는 걸 계속할 수 있었으니까. 걔들은 나에게 딱 맞는 친구들이었어."

– 제프 B.

"이사 가면서 새로운 아이인 나와 대화하고 싶어 하는 사람이라면 누구나 친구가 될 수 있다는 걸 배웠어. 이걸 깨닫고 나서 나는 모든 사람에게 꽤 개방적으로 대했고, 모든 아이와 친구가 될 수 있었어. 무리를 짓거나 패거리를 만들진 않았지만, 종종 다른 사람들을 잇는 다리 역할을 했어. 어른이 되어도 난 이렇게 친구를 사귈 거야."

– 카필 K.

네가 선택할 수 있어

넌 항상 너의 여행에서 선장이야. 네가 승무원을 통제할 수 있다면 좋겠지만, 물론 넌 다른 사람들을 통제할 수 없어, 친구. 이건 어디까지나 친구를 선택할 수 있다는 걸 말해. 긍정적인 성격으로, 네가 누구와 어울릴지를 선택하는 거지. 다른 사람과 함께 시간을 보낼 때 네가 무엇을 가치 있게 여기는지 생각해봐. 이런 것들은 아마도 믿음과 유머 감각, 신뢰와 정직과 함께 다른 사람의 감정을 이해하는 공감 같은 걸 거야.

다른 사람들에게는 순조롭게 항해하는 것처럼 보이지만, 때때로 승무원을 찾는 게 힘들 수도 있어. 사춘기를 지나는 동안 의지할 수 있는 친구들이 있다는 건 언제나 가치 있는 일일 거야.

우정 이상의 관계가 되려면

지금 네 나이에는 다른 사람과의 관계에서 단순한 우정 이상의 관계로 발전하는 데 관심이 생길 수 있어. 다른 사람에게 매력을 느끼는 건 자연스러운 일이야. 특히 사춘기 후반기에는 더욱 그래. 어떤 소년들은 매력을 어필하지 못해 깊은 관계로 발전시키지 못할 수도 있고, 또 다른 소년들은 때가 되면 데이트를 시도할 수도 있어. 매력이란 것이 별 고민 없이 생기기도 하지만, 궁극적으로 네 삶에서 매력은 또 다른 선택이야. 관계에서 누구에게 관심을 가질지 말지에 대한 최종 결정권은 너에게 있어.

사람은 여러 가지로 매력을 느낄 수가 있는데, 정신적 매력, 감정적 매력 또는 육체적 매력이 있겠지. 생각에서 진가를 알아보거나 공통의 취미를 공유하면서 관심이 생길 수 있어. 외모가 멋지거나 얼굴이 잘생겨서 관심이 생길 수도 있고. 비슷한 감정을 공유하거나 다른 방법으로 가깝게 연결되는 걸 즐길 수도 있어.

이 모든 걸 알아내기까지는 시간이 걸릴 거야. 수개월에 걸쳐 거의 매일 가까이서 서로 영향을 주고받지 않는다면, 그 사람에 대해 충분히 알지 못할 수도 있어. 그러니 관계에 설불리 급하게 뛰어들 이유는 없어.

동의

압박감을 느끼면서 원하지 않는 관계를 맺어서는 절대 안 돼. 만약 그렇게 하고 있다면, 자기를 존중하고 경계를 정해서 동의를 구할 수 있어야 해. 동의란 어떤 일이 일어나도록 허락하는 거야.

사람과의 관계에서 동의는 두 사람 모두 같은 것에 동의하는 걸 말해. 너와 다른 사람 사이에 발전할 수 있는 어떤 육체적·감정적 관계의 기초가 돼.

예를 들어, 만약 네 친구가 너에게 데이트를 하라거나 어떤 사람과 사귀어야 한다고 말할 때, 네가 옳다고 느끼지 않는다면 동의할 필요가 없어. 네가 사귀는 사람이 손을 잡거나 키스를 하고 싶어 하는데 네가 준비가 안 되어 있다면, 꼭 해야 할 필요가 없어.

마찬가지로 동의는 다른 사람에게 어떤 것도 강요하지 않는다는 걸 의미해. 절대 신체 접촉을 먼저 하려고 들이대지 마라. 상대방이 뭐라고 하는지부터 들어야 해. 명확하게 동의하지 않는다면, 대답은 "아니"라는 거야. 네 몸이 네 것인 것처럼, 다른 사람의 몸은 그 사람 거야. 그들이 하려는 일에서 최종 결정권은 그들에게 있어. 과거에 서로 동의해서 무슨 일을 했다 해도, 그 일을 다시 해선 안 돼. 동의는 존중이야. 명확한 의사소통이 동의의 핵심이야. 동의에 대한 정보가 너 필요하다면 이 책의 참고 자료를 찾아봐!

꼭 알려야 할까?

네가 데이트한다고 하면 네 부모님이 의견을 낼 수도 있겠지. 허락하실 수도 있고, 허락하지 않으실 수도 있어. 때때로 친구들과 다른 가족들이 짝사랑이나 연애를 하는 남자아이를 곤란하게 만들기도 해. 너의 마음이나 연애 가능성에 대해 농담을 할지도 몰라. 대부분은 악의 없이 놀리는 것뿐이야. 물론 조금 짜증이 날 수도 있겠지. 만약 그들의 농담이 가볍고 재미있다면 그냥 유연하게 대처하면 돼. 놀림에 대한 대가로 약간 빈정거리는 건 괜찮아. ("나 데이트 준비됐나? 아, 네가 했던 거 말이야? 썩 반갑지는 않지만 관심 고오맙다!") 사람들이 그 사람에 대해 계속 물어보면서 너를 성가시게 하니? 그럼 어쩔 수 없다. 그들에게 마지막 경고를 날려도 좋아.

마음에 드는 사람이 있다면 용기를 내 다가가봐. 결과가 좋을 수도 있고 거절로 끝날 수도 있지만, 네 감정을 전하기 위해서는 배짱이 필요해. 하지만 네 감정이 응답받지 못할 수도 있다는 걸 알아야 해.

한 가지 좋은 방법은 자연스럽게 관계가 발전하기를 기다리는 거야. 그러는 동안 그 사람과 너 자신 그리고 그 사람의 감정에 대해 더 많이 배울 수 있어. 하지만 이 비밀을 지키는 게 어려울 수 있겠지. 그래서 그 사람에게 네 감정을 알리는 걸 선택할 수 있어. 우정이 달라질 수도 있고 그렇지 않을 수도 있고, 데이트하는 사이가 될 수도 있고 그렇지 않을 수도 있어. 이런 일들은 원래 그래.

호감이나 매력은 독특해. 언제나 네가 호감이나 매력과 함께하

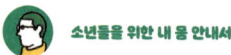

길 바란다. 만약 네가 그 사람을 정말 좋아한다면, 어쨌든 둘이서 더 많은 시간을 함께 보내길 원할 거야. 관심을 표현하든 하지 않든 자신의 감정에 정직하고 진실하다면, 때가 되면 올바른 결정이 무엇인지 알게 될 거야.

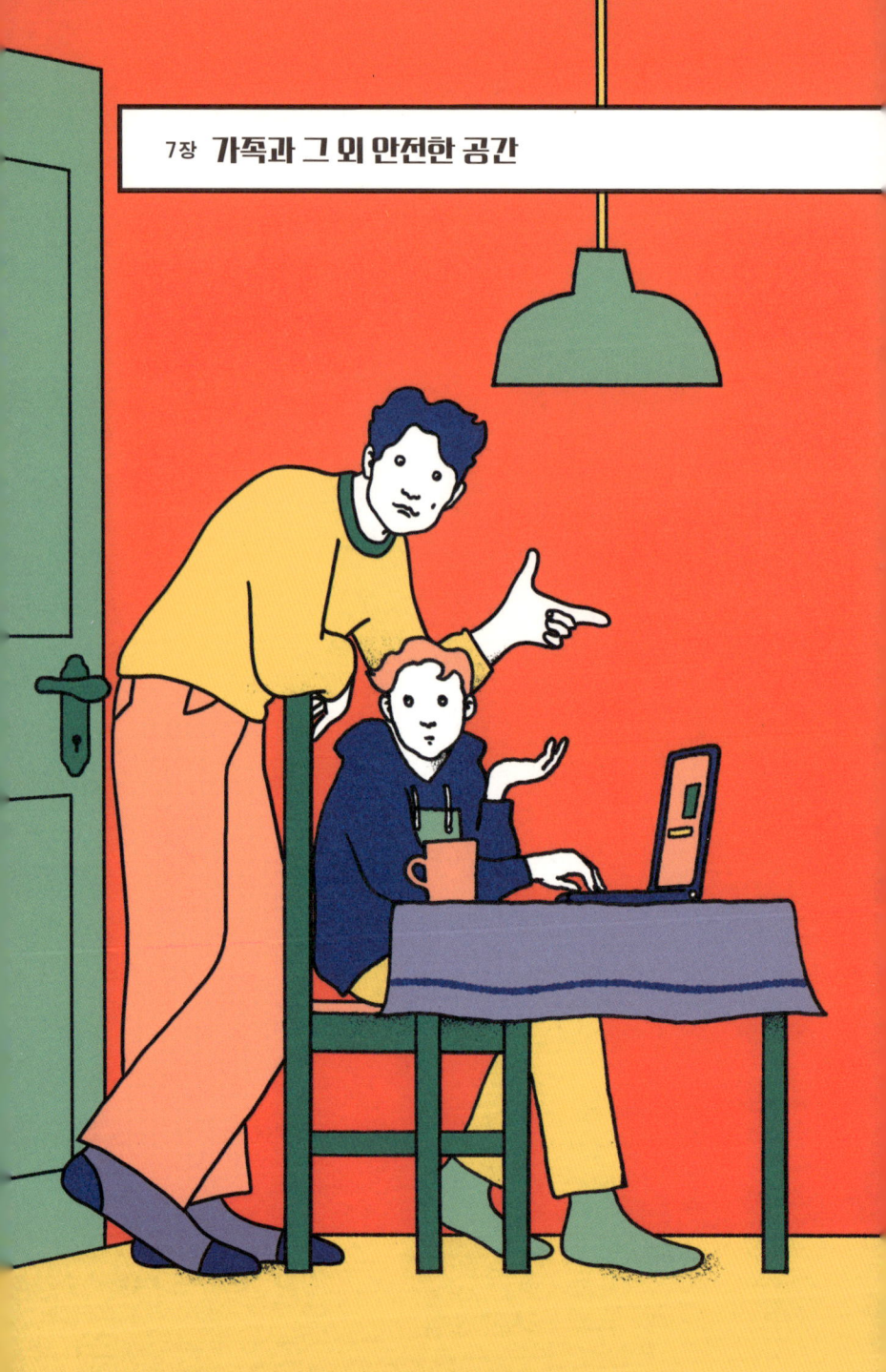

7장 가족과 그 외 안전한 공간

Family and Other Safe Spaces

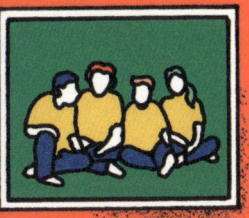
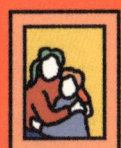

사춘기에 관한 탐구를 끝내고 훌륭한 성장이 무엇을 의미하는지 알게 되었어. 청소년기를 항해하는 여정에서 네가 선장으로서 통솔하는 동안에 항상 조력자가 있다는 걸 명심하렴.

우리 삶에는 사적인 열망과 공적인 열망 사이에 균형이 존재한단다. 청소년이든 성인이든, 사람들은 일반적으로 혼자만의 시간과 사람들과 함께하는 시간을 오가잖아. 두 가지 모두 너에게 건강하고 적합한 방식이 무엇인지 아는 건 중요해. 언급했듯이 사춘기를 겪는 소년들은 사생활을 누릴 자격이 있지만, 혼자가 아니라는 거 또한 알 필요가 있어. 네가 원할 때 관심을 가지고 도움을 줄 사람들이 있어. 친구 외에도 널 지지할 가족과 신뢰할 만한 어른들 말이야.

이 변화의 시기에 특히 사생활과 사회적인 관계 사이에서 균형을 유지하기 위해 할 수 있는 일들을 소개할게.

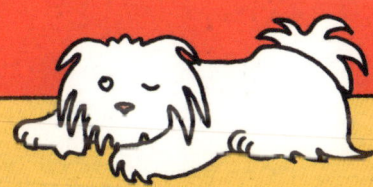

신뢰할 수 있는 어른을 찾아라

모든 소년은 지혜를 찾고 안전을 유지하기 위해 어디로 가야 하는지 알아야 해. 책과 웹사이트, 다른 여러 자원은 정보를 얻는 데 유용한 도구야. 그러나 단지 도구일 뿐이지. 사춘기 동안 수시로 최고의 지원과 가장 정확한 정보를 얻기 위해서는 '진짜 사람'이 필요하단다. 그 일에 가장 적합한 사람은 누굴까? 그 모든 걸 겪은 사람이야. 최고의 지원자는 반 친구나 또래 친구가 아니야. 네가 느끼는 감정이나 사춘기 동안 겪게 될 몇 가지 일반적인 변화에 대해 친구들로부터 정보를 얻으려고 할 수도 있겠지. 하지만 만약 더 큰 걱정이나 질문이 있다면, 가장 좋은 선택은 나이가 많은 가족이나 믿을 만한 어른의 도움을 받는 거야.

네가 가장 믿을 수 있는 어른이 누구니? 그건 네가 결정해야 해. 부모님과 친척, 가족과 친구, 선생님과 코치, 의사 선생님과 학교 보건 선생님 등이 될 수 있어. 그런 어른이 한 명 이상일 수도 있겠지. 여기서 중요한 건 그들이 믿을 만하냐는 거야. 오랜 시간 서로 알고 지내서, 네가 도움을 청하기에 충분히 편안한 관계여야 돼. 간단한 질문을 할 수도 있고 더 개인적인 대화가 필요한 때도 있을 거야. 꺼내기 쉬운 주제도 있고 약간 민망할 수도 있어. 그렇다 해도 신뢰할 만한 어른은 널 도울 수 있고 또 도와줄 거야. 그런 어른은 비밀을 만들지 않는다는 걸 명심해라. 필요한 경우, 참고할 만한 자료를 알고 도움을 줄 자격이 있는 사람을 너에게 알려줄 수 있어야 돼.

너무 많이 생각하진 마. 결국 의사소통은 단순해야 해. 그냥 질문하는 거야! 간단하게 사적인 대화로 시작해봐. "저기, 시간을 조금 내주시면 질문을 드리고 싶어요." 네가 시간을 내달라고 하면 그 어른은 네가 개인적인 질문을 하리라는 걸 알게 되겠지. 그럼 시간을 내줄 테고.

만약 그렇지 않다면, 적어도 네가 질문하기 더 좋은 곳을 알려줄 거야. 네가 어색해하는 것에 대해 걱정하지 않아도 돼. 어른들은 사춘기의 잠재적인 스트레스를 이해하거든. 질문이나 욕구를 똑바로 바라보길. 어른들은 그냥 다 큰 아이들이니까, 친구.

소년들을 위한 내 몸 안내서

사생활에 대한 너의 권리

가족 구성원에 대해 이상하게 헷갈리는 점을 하나 알려줄게. 그들은 지구상에서 너를 가장 성가시게 할 수 있어. 하지만 넌 그들을 위해 무엇이든 할 수 있고, 그들 또한 널 위해 무엇이든 할 수 있는 사람들이야. 네가 스스로에게 정직하다면 이것이 진실이란 걸 알고 있을 거야. 상황에 따라 혈연으로 맺어졌든 그렇지 않든, 균형이 중요하단 걸 기억하렴. 사생활을 누리는 건 괜찮지만, 가장 사랑하는 사람들을 차단해선 안 돼.

이 책에는 몇 가지 반복되는 주제가 있어. "아는 것이 힘이다", "훌륭한 성장은 곧 자기를 존중하는 것이다", 그리고 최근 장에서 "의사소통이 중요하다"까지. 다시 한번 말할게. 가족 구성원들과 소통의 길을 열어놓으렴. 그러면 그들은 네가 혼자만의 시간을 소중하게 여기는 걸 알게 될 거야.

사춘기에 넌 혼자만의 시간을 더 많이 가지길 원할 거야. 이때 분비되는 호르몬이 신체적·감정적 변화에 영향을 미치기 때문이지. 좋은 책과 게임, 영화와 좋아하는 노래, 심지어 공상조차도 긴장을 푸는 완벽한 방법처럼 느껴질 거야. 넌 혼자만의 시간을 가질 권리가 있어. 하지만 부모님과 다른 가족에게 무슨 일이 일어나고 있는지 알아야 해. 그리고 가장 중요한 건 네가 잠시 쉬고 다시 돌아올 거라고 분명히 알리는 거야. 20분에서 30분 정도 쉬는 것이 전부일 수도 있어. 네 가족에게 친절하게 설명하렴. 네 가족은 청년이 되기 위한 과정의 일부인 너의 사생활을 더욱 존중할 거야.

사생활을 위해 알아야 할 또 다른 부분은 바로 '동의'야. 이전 장에서 논의했지. 다시 말해, 동의는 어떤 일이 일어나는 걸 허락하는 걸 의미해. 일상에서 서로에게 동의를 구하는 건 존중을 실천하는 또 다른 훌륭한 방법이야. 이 경우에 동의는 자기 존중을 의미해. 너는 네 몸의 주인이야. 다른 사람이 네 몸에 손댈지 말지는 네가 결정하는 거야. 다시 말하지만, 가족 사이에도 예의 바르게 지내는 게 좋아. 껴안거나 뽀뽀를 하는 등 친척들과 종종 신체 접촉을 하게 되겠지만, 어떤 관계에서든 언제나 네가 동의한 신체 접촉이어야 해. 만약 네가 불편하다면, 솔직하고 친절하게 말하렴. 예를 들어, "미안해. 난 악수하는 게 편해"라고 말한다면 완벽하게 받아들여질 거야. 아니면 차라리 "지금은 포옹할 기분이 아니야. 하이파이브 어때? 고마워"라고 말하는 것도 좋아. 만약 누군가가 널 불편하게 하거나 어떤 방법으로든 선을 넘으면, 즉시 신뢰할 수 있는 어른을 찾아서 그에게 알리렴. 비밀은 없어. 그건 공평하지도 않고 안전하지도 않으니까.

이 문제에 대해 더 많은 정보를 원한다면, 이 책 뒷부분에 있는 참고 자료를 확인하렴.

● 탈의실에서 옷 갈아입는 법 ●

언젠가 사생활 보호 조치도 없이 공공 탈의실에서 옷을 갈아입어야 할 상황이 올 수 있어. 수영장이나 캠핑장 또는 스포츠 행사나 학교 체육 시설에서 말이야. 그럴 때도 여전히 자신의 사생활을 지킬 수 있어. 공공장소에서 옷을 갈아입어야 할 때 다음과 같이 해보자.
첫째, 당황하지 마라. 만약 약간 당황스럽다면, 정말로 아무도 쳐다보지 않는다는 걸 명심하렴. 네 몸이 전시된 것처럼 느낄 수 있지만, 실제로는 다른 사람들 모두 자기 일을 하고 있을 뿐이야. 둘째, 되도록 빠르고 쉽게 갈아입는 거야. 새 옷이나 수영복을 재빨리 집을 수 있도록 미리 준비해두고, 셔츠를 입어서 반바지나 바지를 갈아입는 동안 아래를 가릴 수 있도록 해봐. 몸을 조금 굽히거나, 가능하면 뒷모습이 사람들을 향하도록 하면 돼. 아랫도리를 먼저 갈아입은 다음 윗도리를 갈아입으면 돼.

만약 공공 샤워장에서 샤워해야 한다면, 수건을 가까운 곳에 두고 후딱 씻고 나가는 거야. 등을 돌려야 하는 상황이라면 양손으로 가리면 돼. 시선을 아래로 해봐. 기분이 나아질 거야. 말을 건다거나 관심을 너무 많이 끄는 행동은 하지 마라. 자연스럽게 씻고 옷 갈아입고 나오면 돼.

소년들을 위한 내 몸 안내서

또래 압력

6장에서 다루었던 건강 삼각형을 기억하니? 사회적 건강은 우리 삶에서 필수적인 부분이야. 사회적인 상호작용을 하면서 건강을 관리하면, 네 감정을 확인하고 신체적 건강을 해치는 스트레스를 막을 수 있을 거야.

   소년들이 사춘기에 서로 다른 변화율로 자라는 것처럼, 사회적 건강도 서로 다른 비율로 발전한단다. 사회생활의 관점에서 보면, 청소년기에 새로운 관심사를 발전시킬 수도 있고, 그렇지 않을 수도 있지. 사춘기에 새로운 관계나 매력을 발전시킬 수도 있고, 그렇지 않을 수도 있어. 스포츠와 음악, 그리고 다른 취미들이 삶에서 우선순위로 남을 수 있지만, 그 또한 약간 달라지는 걸 알아차릴 수도 있어. 또래 친구들이 집중하는 것들이 변하는 걸 알아차릴 수 있을 거야. 알든 알 수 없든 간에, 다른 사람들의 변화가 네 안에 변화를 일으킬 수 있어. 때로는 많은 사람과 함께해야 한다는 압력이 상식을 압도하기도 해.

"그거, 다른 애들도 다 해"라는 말을 들어본 적 있을 거야. 문제는 현실이 아니라 인식에 기반을 두고 있다는 거야. 현실을 대면하는 대신, "모든 사람이 그걸 하고 있다"고 인식하는 거지. 인식과 현실에는 차이가 있어. 나쁜 소식이라면, 인식이 현실이 된다는 거야. 단순히 너만 연관되지 않았다고 생각해도, 그게 사실이 아니라도, 네 행동이 달라지는 거지.

만약 네가 모든 사람이 온라인 게임을 하기 위해 늦게까지 깨어 있다고 생각한다면 어떨까? 만약 네가 모든 사람이 술을 마시고 있다고 생각한다면? 만약 네가 모든 사람이 성적인 관계를 맺는다고 생각한다면 말이야. 그러한 인식은 너의 실제 선택을 바꿀 수 있어. 나만 놓치고 싶지 않다는 마음은 청소년들이 피할 수 있는 위험을 감수하게 하거든. 어떤 교묘한 인식도 믿지 말고, 진실에 집중해야 해. 대부분의 어린이와 10대 들은 술과 담배를 사지 않아. 온라인이나 데이트에서 부적절한 성관계를 맺지도 않고. "모두가 그걸 해"라는 말은 "아니, 모두가 그걸 하진 않아"가 되어야 해.

좋은 소식이 있어. 너는 이미 또래 압력에 맞설 수 있는 기술을 가지고 있다는 거야. 다른 활동을 제안하거나 주제를 바꾸거나 단순히 "아니"라고 말함으로써 너만의 레퍼토리를 만들면 돼. 넌 훌륭하게 성장하고 있어. 누군가 네게 불편한 일을 하라고 강요한다면, 그 사람은 진정한 친구가 아니라는 사실을 깨닫길. 진정한 친구는 너에게 힘이 되어주고 널 위한단다.

어디에서 누구와 어울리는지 네 주변을 둘러본다면 스스로 자신을 도울 수 있어. 시간이 지나면 어떤 상황을 피해야 하는지 알게 될 거야. 때때로 넌 바로 그 순간에 닥쳐서 알아채기도 할 거고. 나이가 들고 사춘기 변화를 겪으면서, 자유 시간에 더 많은 자유가 주어질 거고, 너를 향한 사람들의 기대가 변하는 걸 알게 될 거야. 네가 성장함에 따라, 누군가는 성숙해 보이는 소년에게 더 많은 것을 기대할 수 있어. 심지어 괴롭힘을 당할 수도 있지.

이 모든 압력이 쌓이면 압도당할 수 있어. 바로 그때, 먼저 상황을 무마하고 모두가 함께 있는 현장에서 널 끄집어내렴. 그렇게 함으로써 넌 안전해질 수 있어. 필요하면 변명을 해. 우습게 들리겠지만, 부모님한테 비난을 뒤집어씌우는 게 실제로 도움이 돼. "외출 금지를 당하지 않으려면 난 집에 가야 해"라고 해봐. 만약 안전하지 않은 무언가를 하라는 제안을 받았는데 몇 분 만에 빠져나갈 방법이 없다면, "고맙지만 사양할게. 어쨌든 난 지금 집에 가야 해"라고 하면 돼. 협박이나 왕따를 당하는 상황이라면 말싸움이나 몸싸움을 피하기 위해 직설적으로 말하는 거야. "야, 난

싸우고 싶지 않아. 갈게." 넌 아마 그 과정에서 나오는 모욕을 무시해야 할 거야. 쉽지 않겠지만, 재빨리 그 상황을 빠져나갈 구멍을 찾는 데 집중하면서 냉정을 유지해야 해. 언제나 현명한 처사는 신뢰할 수 있는 어른에게 전화를 걸어 조언을 구하는 거야. 함께 심사숙고해서, 안전하면서도 더 이상의 대립을 피할 방법을 찾는 거야.

SNS 공간에서 안전하게 지내는 법

뭐가 인상적인지 알아? 팽창하는 인터넷 세계. 뭐가 무서운지 알아? 팽창하는 인터넷 세계. 그래, 월드 와이드 웹(WWW)과 다양한 SNS(social network service, 소셜미디어)는 도움이 되기도 하지만 해로울 수도 있어. 다른 것들과 마찬가지로, 삶에서 어떻게 사용하느냐에 달려 있지.

사춘기 내내 영양과 운동, 잠을 포함한 건강의 균형이 도움이 된다는 걸 알게 됐어. 여기에 스크린 사용 시간을 추가해야 해. 청소년기에서 성인기까지 신체적·정신적·사회적 건강을 유지하기 위해서는 이 습관이 중요해. TV를 보고 인터넷과 비디오 게임을 하는 시간을 하루에 한두 시간 정도로 제한해야 해. 여기서

SNS는 약간 까다로워. 소년이 10대에 진입할 때 SNS가 꼭 필요하다고 느끼게 하는 사회적 압력 때문이야. 거기다 대기업들의 영리한 마케팅을 더 하면, 어떤 발달한 두뇌도 피할 수 없는 유혹의 레시피가 되는 거지.

우선 SNS를 하지 않아도 괜찮아. 또래 압력처럼, 다른 모든 사람이 그걸 한다고 생각한다면 너도 꼭 해야 한다는 인식이 생기겠지. 사람 사이에 직접 얼굴을 보고 소통하는 건 인간의 기본이고, 자연스러운 일이며, 우리 사회가 발전을 이루는 데 결정적인 역할을 했어. 인터넷상 미디어를 확장해서 생각해보자. 정확하고 적절하게 사용할 때, 친구들과 연락을 주고받는 재미있는 수단이 될 수 있어. 또 너의 세계관을 넓힐 수 있어. 우리는 잠재적으로 전 세계로부터 유사한 관심사를 가진 사람들과 연결되기 때문이야. 그건 확실히 멋져.

SNS의 역효과는 남자아이들이 스스로 덜 사교적이라고 느끼게 내버려둔다는 데 있어. 믿거나 말거나지만. 소외감을 느끼는 건 청소년들의 SNS 사용이 증가하면서 생긴 큰 폐해야. SNS의 게시물과 위치를 알리는 체크인 기능은 남자아이들이 또래로부터 소외되었다고 생각하게 만들어. 하지만 온라인에서 사람들의 이미지와 영상이 항상 그들의 진짜 모습은 아니야. SNS를 인생의 하이라이트 영상이라고 생각해봐. 멋진 시간과 재미있는 활동만 게시하고, 지루하고 평범한 것들은 죄다 뺄 수밖에 없겠지?

게다가 사진 필터가 있어서 네가 보는 것이 실제가 아닐 수 있어.

SNS를 하기로 결정했다면 네가 고려할 게 몇 가지 있어. 인터넷상에서 말하거나 행동한 것은 영원히 남아. 삭제된 텍스트나 사진이 완전히 사라진 것처럼 보일 수 있고 개인 정보를 숨길 수도 있지만, 진실은 여전히 모든 걸 추적할 수 있다는 거야. 사람들은 클릭 한 번에 거의 모든 걸 화면 캡처 기능으로 저장할 수 있어. 그뿐만 아니라, 네 스마트폰과 컴퓨터는 인터넷상에서 너를 찾을 수 있는, 보이지 않는 '주소'를 가지고 있어. 널 겁주려는 게 아니야. 진실을 알려주는 거야. 아는 것은 힘이야, 친구.

인터넷 안전에 관한 마지막 참고 사항은 실제인지 아니면 온라인인지 잘 생각하는 거야. 세계가 어떻게 널 보길 원하니? 되고 싶은 사람에 대해 생각해봐. 그리고 그 사람이 되면 돼! 특히 낯선 사람과 의사소통하는 경우, 선정적인 사진을 보내는 건 매우 유감스러운 일이야. 안전하지 않거든. 섹스팅▶이라 부르는 성적인 사진이나 문자를 보내는 건, 누구도 너와 가까이하고 싶지 않게 하는 무서운 영향을 초래할 수 있어. 네가 단번에 추락할 수 있다는 거야. 섹스팅은 부적절하고 창피할 뿐만 아니라, 불법일 수 있다는 걸 명심해.

▶ 옮긴이 주: 섹스팅(sexting)은 '성(sex)'과 '문자 메시지 보내기(rexting)'의 합성어로, 선정적인 사진이나 동영상, 성적인 행위를 부추기는 내용의 콘텐츠를 스마트폰으로 주고받는 것을 뜻합니다.

현실의 다른 상황에서처럼 인터넷 환경에서 자신을 표현할 때 안전하고 건전하게 하렴. 온라인에 있는 사람이 옆에 있는 사람과 다르지 않다는 걸 기억하길. 실제 삶에는 인터넷과 소셜 미디어가 포함돼. 인터넷을 존중하면서 사용하면 장점이 많을 거야. 다른 사람들 눈에 보이는 너만의 독특한 페르소나▶가 여전히 통할 거야. 진짜가 되길, 친절하고 정중한 청년이 되길 바랄게.

> ● 재미있는 사실! ●
>
> 삼각형은 가장 강력한 기하학적 모양이야. 널리 알려진 사실이래. 혹시 너도 알고 있었니? 삼각형 모양을 왜곡하기는 매우 어려워. 양쪽에 힘을 균등하게 분배하기 때문이야. 마찬가지로 신체적 건강과 정신적 건강, 사회적 건강 모두 똑같이 중요해. 그 셋은 서로에게 의존한단다. 어린 시절 내내 만든 건강 삼각형은 네가 청소년기를 보내는 동안 강해지고 건강하도록 도와줄 거야. 청소년기 여정에서 균형을 잘 잡는다면 성인기를 성공적으로 준비할 수 있을 거야.

▶ 옮긴이 주: 페르소나(persona)는 실제 성격과는 다르지만 다른 사람들의 눈에 비치는 모습을 뜻합니다.

> **결론**

자, 친구, 우리가 함께한 시간을 마무리할 때가 왔어. 네가 청소년기의 바다를 항해하는 동안 이 책이 항상 네 손에 있길 바라. 시간은 네 등 뒤에서 부는 바람처럼, 널 올바른 방향으로 안내할 거야. 너에겐 유전자라는 돛과 건강한 선택을 돕는 키가 있어. 비가 올 때도 있겠지. 햇살이 비치기도 하고, 수면이 잔잔할 때도 있겠지만 때론 파도가 높을 때도 있을 거야. 네 삶은 성장과 변화를 겪으며 전진할 거야. 어른이 된 널 만나게 될 거야.

바다에 있는 모든 물이 배 안에 들어가지 않는 한 결코 배가 가라앉을 수 없다는 걸 명심하렴. 마찬가지로, 인생에서 마주치는 부정적인 일들이 결코 널 쓰러뜨리지 못할 거라는 것도. 네가 그 일들을 네 안으로 끌어들이지 않는다면 말이야. 이 책에서 다뤘던 모든 변화와 도전을 기억하렴. 네가 훌륭하게 성장하도록 도와줄 거야. 사춘기에 파도가 몰아치더라도, 넌 회복력을 유지할 거야. 왜냐하면 넌 그렇게 하도록 만들어졌기 때문이지. 항구가 배에 가장 안전한 장소일지 모르지만, 거긴 네가 머물 곳이 아니야.

선장, 우리 약속하자. 어떤 좌절도 네 머릿속에 들어가지 못하게 할 것. 어떤 폭풍우에도 당당히 맞설 것. 그리고 언젠가 만날 어린 선장에게 긍정을 전할 준비가 되어 있는 자존감 있는 사람으로 남을 것. 그럴 거지, 친구?

> **감사의 말**

 이번 생에 청소년기를 한 번 더 보내게 되기를 기대하지 않았지만, 사춘기가 다시 나를 찾아왔고 나는 간신히 그 용감한 여정을 맞았다. 이번에는 유머 감각과 어린 선장들을 존중하는 마음을 준비했다. 성장이란 종종 서둘러 헤쳐나가려고 하는 어떤 것 같다. 물론 다 자란 어른에겐 다시 한번 해봤으면 하는 소망일 수 있겠지만, 내게는 재도전이었다. 이 책이 소년들과 그들의 가족이 세상에서 가장 위대한 주제인 '삶'에 대해 중요한 대화를 여는 데 도움이 되기를 바란다.

 동료 교육자들이 없었다면 이 글을 쓸 수 없었을 것이다. 어린이, 청소년을 위해 포괄적인 건강 프로그램과 접근할 수 있는 적절한 자원을 마련하는 일을 하는 동료들에게 감사를 전한다. 이 책에 인용할 수 있도록 허락해주신 분들과 보건교육에서의 리더십에 대해 언급한 모든 단체에 감사의 인사를 전한다.

 지원을 아끼지 않은 나의 아내 사라에게 감사한다. 교육의 길을 보여준 가족, 새로운 렌즈로 세상을 볼 수 있게 해준 아이들과 젊음을 유지하는 방법을 가르쳐준 학생들에게도 감사를 전한다. 마지막으로 독자에게 감사를 전하고 싶다. 여러분은 미래에 자신의 지식과 경험을 전할 사람으로서 이 책을 신뢰해 주었다. 나이에 상관없이, 여러분에게 훌륭한 성장의 여정이 계속되기를 바란다.

소년들을 위한 내 몸 안내서

저자에 대하여

스콧 토드넘은 2001년부터 일리노이 네이퍼빌로에 있는 중학교에서 건강 교육을 가르치고 있다. '2019년 국립 보건교사'로 선정되었다. 건강 교육 프로그램의 이점을 알리기 위해 순회강연을 했고 전국적으로 인정받았다. 학생과 교직원을 위한 팀 빌딩 코디네이터, 청년을 위한 여름 캠프 코디네이터로 일해왔다. 문화 및 성별 다양성을 위한 위원회의 일원이다. 이를 발판 삼아 정신 건강 인식 및 자살 예방을 위한 활동을 하고 있다.

스콧은 미국과 해외 몇몇 지역에서 자랐으며 각계각층의 친구들을 만나왔다. 스포츠에서 만화, 시에서 펑크록에 이르기까지 모든 것을 사랑했으며, 다양한 관심사와 취미 목록을 개발했다. 스콧은 항상 키가 조금 컸고, 약간 민감했으며, 살짝 어색해했다. 현재 아내랑 네 아이와 함께 일리노이에서 살고 있다. 독서와 음반 수집을 하고, 최고 또는 최악의 아재 개그를 만들어내며.

추가적인 글은 그의 웹사이트(LifeIsTheFuture.com)와 SNS(@MrTodnem), (@Scott Ampersand)에서 볼 수 있다. 팟캐스트 'Life Is The Future'에서도 그를 만날 수 있다.

> **용어 해설**

감정 기복 사춘기에 흔히 발생하는, 감정이 좋았다 나빴다 하는 변화.

고환 정자를 생산하는 두 개의 타원형 기관으로, 음경 뒤 음낭에 둘러싸여 있다.

뇌하수체 뇌에 위치하며 내분비계의 주요 부분으로서 성장 호르몬의 분비를 촉진한다.

동의 무슨 일을 하기 전에 허락을 구하는 것.

또래 압력 비슷한 연령대의 구성원들로부터 받는 영향.

멜라닌 피부색을 이루는 색소.

면도 후 상처 피부 첫 번째 층 아래로 털을 밀거나 발진, 내생모로 인한 고통스러운 자극.

목젖 후두, 즉 목 중간에 있는 연골의 외벽이 있는 음성 상자.

몽정 밤사이 정자세포를 포함하는 액체인 정액이 분비되는 현상.

발기 피가 모여서 단단해진 음경이 몸으로부터 일어서서 확대된 상태.

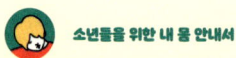

불면증 밤에 잠들기 어려운 문제에 대한 임상적 진단.

사정 음경이 수축 운동하여 정자세포가 들어 있는 액체인 정액이 배출되는 것. 사정할 때 즐거운 느낌이 동시에 일어나며, 이를 오르가슴이라고도 한다.

사춘기 몸이 성적으로 성숙하여 생식할 수 있게 되는 신체 성장기.

사회적 건강 가족과 친구, 그리고 더 큰 사회 공동체를 포함하여 상호 의사소통에 관한 체력.

생식 살아 있는 유기체들이 그들의 자손 또는 종을 만들어내는 과정.

생식기 생물의 생식에 관여하는 기관. 남자의 경우 1차적인 기관으로 생식샘인 정소가 있고, 2차적인 기관으로 전립샘·정관 등이 있다.

성관계 두 사람이 가깝고 친밀하여 몸으로 접촉하는 것.

성장 급등 사춘기에 호르몬의 변화로 성장이 가속되는 것.

섹스팅 다른 사람에게 성적인 사진이나 문자를 보내는 것.

수면 부족 잠이 부족하거나 불충분한 상태.

신체 건강 음식, 운동, 수면, 주거지 그리고 안전을 포함하여 몸과 관련한 체력.

양육 아이에게 신체적·정신적·사회적 체력을 제공하는 것.

여드름 모공에 염증이 생겨 피부에 혹이 생긴 것.

여성형(유성형) 유방 사춘기의 호르몬 변화로 소년의 유두가 민감해지고 부푸는 증상.

유전성 부모에게서 자녀로 특성의 전달되는 것.

유전자 생물학적으로 부모로부터 물려받은 특성.

음경 귀두, 요도구, 고환으로 이루어진 남자의 바깥 생식기관.

음낭 고환이 들어 있는 피부 주머니.

자가 검진 특히 변화를 확인하기 위해 자신의 몸을 검진하는 것.

정신 건강 감정, 지성, 삶의 교훈을 포함하여 마음이 건강한 상태.

정액 정자세포를 포함하는 액체.

정자 사람의 DNA가 들어 있는 미세한 세포들.

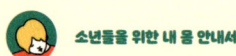

척추옆굽음증 척추 측면이 곡선이 되는 일반적인 의학적 질환.

청소년기 사춘기의 시작과 성인기 사이의 시간.

킬로칼로리 음식에서 발견되는 에너지의 단위.

테스토스테론 주로 고환에서 생성되는 호르몬으로 남성의 성 특징과 성장을 담당한다.

포경수술 음경의 귀두 주위에 있는 포피를 제거하는 외과 수술.

포피 음경의 축을 따라 피부의 바깥쪽 층 또는 음경의 끝부분.

호르몬 신체에 변화를 일으키는 화학적 전달 물질, 즉 사춘기에 성장과 성숙을 촉진한다.

환경 그 사람의 주위를 둘러싼 모든 것의 총합.

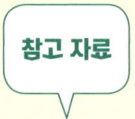

참고 자료

책 제목은 원문으로, 인용부호 속 사이트 설명만 번역했다. 사이트 설명이 부족한 경우 *표시 후 주석을 달았다.

1장 변화의 시간
"사춘기에 관한 모든 것" KidsHealth. Nemours Foundation. 2015년 10월.
KidsHealth.org/en/kids/puberty.html

"사춘기 소년에게 나타나는 대표적인 증상들" Amaze. 2019년 3월.
Amaze.org/video/top-signs-boys-are-in-puberty/

2장 네 몸이 자라고 있어!
"체질량지수(BMI)" KidsHealth. Nemours Foundation. 2015년 9월.
KidsHealth.org/en/kids/bmi.html

"왜 여드름이 날까?" TeensHealth. Nemours Foundation. 2014년 7월.
KidsHealth.org/en/teens/acne.html

3장 외모와 목소리가 달라지고
"여성형 유방" TeensHealth. Nemours Foundation. 2016년 10월.
KidsHealth.org/en/teens/boybrst.html

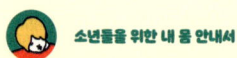

Natterson, Cara. *Guy Stuff: The Body Book for Boys*. Middleton, WI: American Girl Publishing, 2017.

4장 벨트 아래

Advocates For Youth. Amaze. 2019년 3월.
Amaze.org/jr*
(*Amaze.org/jr은 만 4~9세 어린이에게 나이에 적합한 성교육을 할 수 있도록 부모를 위한 동영상 자료와 자녀를 위한 재미있는 동영상 자료를 제공한다.)

Madaras, Lynda. *The "What's Happening to My Body" Book For Boys*. New York, NY: New Market Press, 2007.

"남성의 생식기계" TeensHealth. Nemours Foundation. 2016년 9월
KidsHealth.org/en/teens/male-repro.html

Sex, Etc. Answer. 2019년 3월 SexEtc.org*
(*SexEtc.org는 10대의 성 건강을 향상하는 임무를 수행한다. 매년 500만 명의 젊은이들이 SexEtc.org를 방문하고, 4만 5,000명이 넘는 사람들이 정직하고 정확한 성 건강 정보를 얻기 위해 잡지를 읽는다. 성, 관계, 임신, 성병, 피임, 성적 취향 등에 관한 10대 청소년의 질문에 답을 제시한다.)

Stay Teen. Power To Decide. 2019년 3월 StayTeen.org*
(*StayTeen.org는 모든 젊은이가-그들이 누구이든, 어디에 살고 있든, 그들의 경제

력이 어떻든 상관없이- 임신을 하고 아이를 가질 수 있는 시기와 상황을 스스로 결정할 수 있도록 돕는다.)

5장 잘 먹기, 네 몸에 필요한 에너지 공급하기

Cronometer: Track Your Nutrition, Fitness, & Health Data. Cronometer. 2019년 3월. Cronometer.com

"정말 잠을 얼마나 자야 할까?" National Sleep Foundation. 2019년 3월. SleepFoundation.org/excessive-sleepiness/support/how-much-sleep-do-we-really-need

"건강한 식습관이란 무엇일까?" ChooseMyPlate. 2019년 3월. ChooseMyPlate.gov/WhatIsMyPlate

"심장과 순환계" KidsHealth. Nemours Foundation. 2018년 5월. KidsHealth.org/en/kids/heart.html

6장 감정과 친구

"성적 매력과 성적 지향" TeensHealth. Nemours Foundation. 2015년 10월. KidsHealth.org/en/teens/sexual-orientation.html

"동의의 실제" RAINN. RAINN.org/articles/what-is-consent

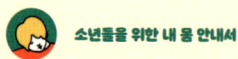

"동의란 무엇인가?" Love Is Respect. 2019년 3월.
LoveIsRespect.org/healthy-relationships/what-consent

7장 가족과 그 외 안전한 공간

Advocates For Youth. Amaze. March 2019년 3월. Amaze.org/jr

"어린이를 위한 인터넷 사용 안전 수칙" Safe Search Kids. 2019년 3월.
SafeSearchKids.com/internet-safety-tips-for-kids

"사춘기" Young Men's Health. 2017년 7월.
YoungMensHealthSite.org/guides/puberty

Stay Teen. Power To Decide. 2019년 3월. StayTeen.org

"왜 기분이 나쁠까?" TeensHealth. Nemours Foundation. 2015년 8월.
KidsHealth.org/en/teens /bad-mood.html

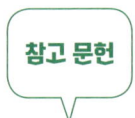

참고 문헌

저자명과 기관명은 원문으로, 문헌명과 날짜는 우리말로 옮겼다.

1장 변화의 시간
"사춘기에 대한 모든 것" KidsHealth. Nemours Foundation. 2015년 10월.
https://kidshealth.org/en/kids/puberty.html

Bailey, Jacqui, and Jan McCafferty. *Sex, Puberty, and All that Stuff*. Hauppauge, NY: Barrons Educational Series, 2004.

"소년과 사춘기" KidsHealth. Nemours Foundation. 2014년 9월.
https://kidshealth.org/en/kids/boys-puberty.html

"미국 청소년의 얼굴이 달라지고 있다" U.S. Department of Health & Human Services. 2019년 2월.
https://www.hhs.gov/ash/oah/facts-and-stats/changing-face-of-americas-adolescents/index.html

"청소년의 건강을 살펴야 할 시대가 왔다" World Health Organization. 2019년 2월.
https://www.who.int/health-topics/adolescents/coming-of-age-adolescent-health

Madaras, Lynda. *The "What's Happening to My Body?" Book for Boys*. New York, NY: Newmarket Press, 2007.

McCave, Marta. *Puberty's Wild Ride*. Philadelphia, PA: Family Planning Council,

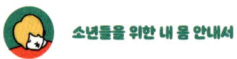

2004.

"사춘기" Encyclopedia of Children's Health.
http://www.healthofchildren.com/P/Puberty.html

"사춘기" Young Men's Health. 2017년 7월.
https://youngmenshealthsite.org/guides/puberty

"사춘기란 무엇인가?" WebMD. WebMD, LLC. 2017년 10월.
https://teens.webmd.com/boys/qa/what-is-puberty

2장 네 몸이 자라고 있어!

"현대 인류의 다양성: 피부색" Smithsonian National Museum of Natural History. 2019년 3월.
http://humanorigins.si.edu/evidence/genetics/human-skin-color-variation/modern-human-diversity-skin-color

"역사상 가장 키가 작은 남자" Guinness Book of World Records. 2019년 3월.
http://www.guinnessworldrecords.com/world-records/67521-shortest-man-ever

"숫자로 보는 피부 상태" American Academy of Dermatology Association. 2019년 3월.
https://www.aad.org/media/stats/conditions/skin-conditions-by-the-numbers

"역사상 가장 키가 큰 남자" Guinness Book of World Records. 2019년 3월.
http://www.guinnessworldrecords.com/world-records/tallest-man-ever

"왜 여드름이 날까?" TeensHealth. Nemours Foundation. 2014년 6월.
https://kidshealth.org/en/teens/acne.html

3장 외모와 목소리가 달라지고

Geggel, Laura. "왜 남자에게 젖꼭지가 있을까?" Live Science. 2017년 6월.
https://www.livescience.com/32467-why-do-men-have-nipples.html

"여성형 유방" TeensHealth. Nemours Foundation. 2016년 10월.
https://kidshealth.org/en/teens/boybrst.html

"목젖이란 무엇인가?" KidsHealth. Nemours Foundation. 2016년 6월.
https://kidshealth.org/en/kids/adams-apple.html

"왜 목소리가 달라질까?" TeensHealth. Nemours Foundation. 2015년 6월.
https://kidshealth.org/en/teens/voice-changing.html

4장 벨트 아래

"남성의 생식기계" TeensHealth. Nemours Foundation. 2016년 9월.
https://kidshealth.org/en/teens/male-repro.html

"소년의 신체 발달: 예상되는 변화" American Academy of Pediatrics. 2015년 5월.
https://www.healthychildren.org/English/ages-stages/gradeschool/puberty/Pages/Physical-Development-Boys-What-to-Expect.aspx

"고환 검사" TeensHealth. Nemours Foundation. 2016년 9월.
https://kidshealth.org/en/teens/testicles.html

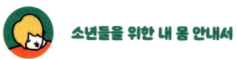

"몽정이란 무엇인가?" TeensHealth. Nemours Foundation. 2016년 9월.
https://kidshealth.org/en/teens/expert-wet-dreams.html

5장 잘 먹기, 네 몸에 필요한 에너지 공급하기

Butler, Natalie. "6대 필수 영양소는 왜 우리 몸에 필요한가" Healthline. 2018년 4월.
https://www.healthline.com/health/food-nutrition/six-essential-nutrients

Comprehensive Implementation Plan on Maternal, Infant and Young Child Nutrition. Geneva: World Health Organization, 2014.

Global Action Plan For the Prevention and Control of NCDs 2013 – 2020. Geneva: World Health Organization, 2013.

Guideline: Sugars Intake for Adults and Children. Geneva: World Health Organization, 2015.

Hartwig, Melissa; Hartwig, Dallas. *The Whole30: The 30-Day Guide to Total Health and Food Freedom*. Boston, MA: Houghton Mifflin Harcourt, 2015.

"건강 식단" World Health Organization. 2018년 10월.
https://www.who.int/en/news-room/fact-sheets/detail/healthy-diet

Honeycutt, Emily. "무지개 색깔의 음식 먹기: 다양한 과일과 채소를 먹는 것이 최적의 건강에 중요한 이유" Food Revolution Network. 2017년 12월.
https://foodrevolution.org/blog/eating-the-rainbow-health-benefits

"정말 잠은 얼마나 자야 할까?" National Sleep Foundation. 2019년 3월.
https://www.sleepfoundation.org/excessive-sleepiness/support/how-much-sleep-do-we-really-need

"영양소." World Health Organization. 2019년 3월.
https://www.who.int/elena/nutrient/en

Walker, Matthew. *Why We Sleep*. New York, NY: Simon & Schuster, Inc., 2017.

"건강한 식습관이란 무엇인가?" ChooseMyPlate. 2019년 3월.
https://www.choosemyplate.gov/WhatIsMyPlate

6장 감정과 친구

Ackerman, Courtney. "꼭 필요하고 긍정적인 대처 기술." Positive Psychology. 2019년 2월.
https://positivepsychologyprogram.com/coping-skills

Cherry, Kendra. "색채 심리학: 색깔이 당신의 감정에 영향을 끼칩니까?" Very Well Mind. 2019년 3월.
https://www.verywellmind.com/color-psychology-2795824

Rough, Bonnie J. *Beyond Birds & Bees*. New York, NY: Seal Press, 2018.

"성적 매력과 성적 지향." TeensHealth. Nemours Foundation. 2015년 10월.
https://kidshealth.org/en/teens/sexual-orientation.html

Siegel, Dan. "건강한 마음 플래터." The Healthy Mind Platter. 2011년.
https://www.drdansiegel.com/resources/healthy_mind_platter/

"동의의 실제." RAINN.
https://www.rainn.org/articles/what-is-consent

"동의란 무엇인가?" Love Is Respect. 2019년 3월.
https://www.loveisrespect.org/healthy-relationships/what-consent/

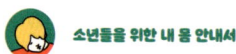

7장 가족과 그 외 안전한 공간

"청소년의 정신 건강" World Health Organization. 2018년 9월.
https://www.who.int/news-room/fact-sheets/detail/adolescent-mental-health

"어린이와 청소년의 정신 건강" National Institutes of Health. 2017년 4월.
https://www.nimh.nih.gov/health/topics/child-and-adolescent-mental-health/index.shtml

"왜 기분이 나쁠까?" TeensHealth. Nemours Foundation. 2015년 8월.
https://kidshealth.org/en/teens/bad-mood.html

찾아보기

ㄱ

가슴 62, 63, 64, 65, 66
가슴 털 62, 63, 65, 77
가족 18, 23, 32, 45, 60, 70, 87, 99, 104, 114, 117, 126, 131, 132, 133, 134
간식 25, 99
감각 17, 50
감정 63, 70, 99, 109, 113, 114, 115, 116, 118, 119, 123, 124, 125, 126, 127, 131, 137
감정 기복 19, 116
건강 삼각형 114, 144
겨드랑이 24, 26, 41, 44, 64, 75
고환 16, 19, 23, 24, 25, 26, 67, 75, 76, 78, 79, 80, 81, 82, 87, 88, 89
곰팡이 45, 46, 76, 77
관계 117, 121, 123, 124, 125, 126, 134, 137, 138
국부보호대 77, 163

귀 47, 48, 49, 51, 58
근육 17, 19, 23, 26, 33, 34, 35, 36, 62, 95, 101

ㄴ

내장 지방 35
내분비계 113
뇌하수체 113
눈 23, 26, 37, 47, 48, 51, 62, 78, 80, 83, 97, 108, 144
뉴런 109
느낌 118

ㄷ

단백질 42, 84, 94, 95
대처 기술 116
동의 124, 125, 134
DNA 17, 78, 87
땀 24, 26, 41, 42, 43, 44, 46, 82
또래 압력 121, 137, 138, 142

ㅁ

마음 챙김 144
멜라닌 42, 43
면도 56, 57, 58, 59, 60, 61, 64, 77
면도기 56, 57, 58, 59, 60
모낭 39, 40, 44
목소리 16, 18, 20, 23, 24, 26, 68, 69, 70, 71, 80
목젖 58, 69
몽정 26, 84, 87
무좀 45, 46
미생물 41, 45, 46

ㅂ

바이러스 46, 86
박테리아 41, 42, 44, 45, 49, 76, 86
발기 25, 26, 83, 84, 85, 86, 87
방취제 44
부고환 79, 89
부모님 94, 115, 118, 125, 132, 134, 139
불면증 106
브리프 81, 82
비교 19, 20, 36, 37
비듬 40
비타민 D 43

ㅅ

사마귀 46, 66
사생활 118, 133, 134, 135
사정 84, 85, 87, 121
사춘기 일정표 25, 27
사춘기의 첫 신호 23
생식기 23, 24, 26, 42, 46, 77, 78, 80, 81, 87, 88, 89
성병 88
성장 16, 17, 18, 19, 20, 21, 22, 23, 25, 26, 31, 32, 33, 34, 35, 36, 37, 38, 48, 65, 70, 71, 78, 83, 86, 95, 97, 101, 106, 113, 114, 119, 133, 139
성장통 23, 33, 34, 102
성찰 시간 117
섹스팅 143
속옷 77, 81, 82, 103
손 23, 44, 46, 50, 81, 118, 125, 134
솜털 55, 64
수면 84, 105, 107, 106, 109, 108, 118
스포츠 37, 48, 102, 103, 104, 117, 122, 135, 137
식습관 32, 94, 95, 96

ㅇ

아미노산 94
악몽 108
안경 48
알레르기 96, 100
양육자 18
양치질 50
얼굴털 57, 58
에스트로겐 66
여드름 19, 24, 26, 44, 45, 47, 51, 59
여성형 유방 66
연애 126
염색체 17, 87
영양 36, 95, 97, 141
영양소 94, 95
오르가슴 84
완선 76, 77
요도 84, 86
우정 88, 102, 118, 120, 121, 122, 123, 126
운동 32, 36, 37, 43, 46, 62, 82, 84, 99, 101, 102, 103, 104, 108, 109, 117, 141
위생 24, 26, 44, 45, 50, 76
유두 24, 26, 63, 65, 66
유산 39, 43
유전자 17, 18, 19, 25, 31, 34, 39, 41, 43, 63, 65, 75, 78
음경 19, 20, 23, 24, 25, 26, 41, 75, 80, 81, 83, 84, 85, 86, 88
음경 꺼풀 85
음낭 24, 25, 26, 76, 77, 80, 82
음모 24, 26, 41, 42, 75, 76, 77
의사소통 119, 121, 122, 125, 132, 133, 143
인터넷 121, 141, 144, 143, 144
입 48, 50
입술 발진 46

ㅈ

자가 검진 66, 67, 88, 89
자외선 43
자위 85
자존감 95
잠 36, 37, 84, 102, 105, 106, 107, 108, 109, 118, 141
정액 64, 87
정자 78, 80, 81, 84, 87
존중 27, 88, 95, 119, 121, 122, 124, 125, 133, 134, 144
주요 영양소 94
지방 35, 94, 95
지방조직 35
집중 시간 116

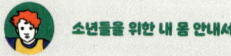

ㅊ

창의 시간 117
척추옆굽음증 34
청소년기 17, 19, 20, 22, 23, 32, 36, 38, 39, 45, 48, 63, 64, 70, 86, 95, 98, 102, 137, 141, 144
체모 16, 20, 24, 27, 41, 43, 55, 63, 64, 75, 80
체중 32, 34, 35, 36, 42

ㅋ

키 19, 20, 23, 25, 26, 31, 32, 33, 34, 35, 36, 37, 65, 80
킬로칼로리 94, 95, 109

ㅌ

탄수화물 94, 95
탈의실 45, 135
태닝 43
테스토스테론 16, 23, 66, 84
트렁크 81, 82

ㅍ

포경수술 85
포피 85
표피 42, 59
플래시드 페니스 25

ㅍ

피부 24, 26, 35, 38, 39, 40, 42, 43, 44, 45, 46, 47, 59, 60, 76, 77, 80, 85, 96
피하지방 35

ㅎ

호르몬 16, 23, 24, 25, 26, 33, 36, 45, 66, 78, 83, 102, 106, 113, 114, 134
활동 시간 117
활동성 103
휴식 시간 107, 117
흉근 62

소년들을 위한 내 몸 안내서

지은이 | 스콧 토드넘
옮긴이 | 김정은

1판 1쇄 발행일 2020년 3월 2일

발행인 | 김학원
편집주간 | 김민기 황서현
기획 | 문성환 김보희 김나윤 김주원 전두현 최인영 김소정 이문경 임재희 하빛 이화령
디자인 | 김태형 유주현 박인규 한예슬
마케팅 | 김창규 김한밀 윤민영 김규빈 김수아 송희진
제작 | 이정수
저자·독자서비스 | 조다영 윤경희 이현주 이령은 (humanist@humanistbooks.com)
용지 | 화인페이퍼
인쇄 | 삼조인쇄
제본 | 정민문화사

발행처 | (주)휴머니스트 출판그룹
출판등록 | 제313-2007-000007호(2007년 1월 5일)
주소 | (03991) 서울시 마포구 동교로23길 76(연남동)
전화 | 02-335-4422 팩스 | 02-334-3427
홈페이지 | www.humanistbooks.com

한국어판 ⓒ (주) 휴머니스트 출판그룹, 2020

ISBN 979-11-6080-369-3 73510

- 이 도서의 국립중앙도서관 출판예정도서목록(CIP)은 서지정보유통지원시스템 홈페이지(http://seoji.nl.go.kr)와 국가자료공동목록시스템(http://www.nl.go.kr/kolisnet)에서 이용하실 수 있습니다. (CIP제어번호: CIP2020005987)

만든 사람들

편집주간 | 황서현
기획 | 이문경 (lmk2001@humanistbooks.com)
편집 | 이영란
디자인 | 유주현
일러스트 | 우연식 (@wooyounsik)

- 이 책은 저작권법에 따라 보호받는 저작물이므로 무단 전재와 무단 복제를 금합니다.
- 이 책의 전부 또는 일부를 이용하려면 반드시 저자와 (주)휴머니스트 출판그룹의 동의를 받아야 합니다.